GASTRITIS

Alimentos y Plantas Medicinales

Isabel M. Rivero

AVISO LEGAL Y CREDITOS

GASTRITIS. Alimentos y Plantas Medicinales.
Copyright ©2017 Isabel M. Rivero
Todos los derechos reservados

Queda estrictamente prohibida la reproducción total o parcial de esta obra, así como su incorporación a sistemas informáticos o su transmisión por cualquier medio (electrónico, mecánico, fotocopia, grabación u otros), sin previa autorización por escrito de la titular del copyright. La vulneración de estos derechos constituye una violación a la propiedad intelectual.

Gracias por respetar este trabajo. Solo si todos colaboramos y evitamos la piratería, será posible continuar publicando nuevos ebooks en el futuro.

Tercera edición, actualizada y ampliada: Septiembre 2024
Diseño de cubierta: Valeria Veretennikova
Fotografías de: Buntysmum y Nidan via Pixabay

Este libro proporciona información general y no sustituye el asesoramiento médico profesional. Ni el editor ni la autora serán responsables de daños de cualquier tipo derivados del uso de este contenido. El lector asume la responsabilidad total por sus decisiones, acciones y resultados.

Este libro debe utilizarse únicamente como referencia y nunca como un manual médico. Su propósito es ayudarle a tomar decisiones informadas sobre su salud. No pretende sustituir ningún tratamiento que su médico le haya indicado.

Prólogo: Una Guía para el Bienestar

Queridas lectoras y lectores,

¡Bienvenidos a este viaje hacia una mejor salud! Desde que comencé a compartir mis conocimientos y experiencia, mi mayor motivación ha sido poder contribuir de manera positiva a sus vidas. Por eso, a través de estas páginas, quiero ofrecerles información valiosa y recursos prácticos que realmente puedan ayudarles a sentirse mejor.

En este libro, cada consejo y remedio ha sido cuidadosamente seleccionado por su efectividad comprobada y facilidad de aplicación en el día a día. Encontrarán no solo plantas medicinales, suplementos y alimentos accesibles, sino también información médica detallada sobre este problema de salud, consejos adicionales y respuestas a las preguntas más frecuentes, para que tengan una guía práctica, completa y confiable.

Mi meta es que esta obra sea su compañera valiosa y práctica, un recurso donde hallarán herramientas concretas para acompañarles en su camino hacia una vida más saludable y plena. Saber que este trabajo tiene un impacto positivo me llena de alegría y me motiva a seguir adelante. Aunque escribir requiere esfuerzo, tiempo y constancia, comprobar que mis libros marcan una diferencia real en sus vidas es mi mayor recompensa.

Y porque sus experiencias son mi mayor fuente de inspiración, me encantaría que me escribieran contándome sobre sus avances. Pueden contactarme a través de mi correo electrónico: **isabelmriveror@gmail.com**, donde estaré encantada de leer sus casos y comentarios.

Espero de corazón que esta guía práctica se convierta en su pilar indispensable en el camino hacia una mejor salud y bienestar. Gracias por permitirme ser parte de vuestra vida. Con cariño, Isabel.

INTRODUCCIÓN

En el camino hacia una salud plena, es vital entender que ningún remedio "milagroso" –ya sea un medicamento, planta, suplemento o alimento– puede solucionar una enfermedad de manera aislada. Asimismo, centrarse exclusivamente en ocultar o aliviar los síntomas, sin abordar la "causa" subyacente, suele conducir a recaídas frecuentes. En cambio, tratar la raíz del problema no solo alivia los síntomas de forma gradual, sino que también promueve una recuperación verdadera, sostenible y duradera.

Quizá algunas veces has sentido frustración porque ciertos medicamentos no funcionan como esperabas. Esto ocurre porque la salud, para ser realmente restaurada, requiere un enfoque "integral", orientado desde su origen hacia la causa real del problema. Este enfoque abarca mucho más que tratamientos efectivos: incluye también adoptar mejoras en nuestra alimentación (como base de la nutrición celular), priorizar un sueño reparador, manejar el estrés adecuadamente y mantener un estilo de vida saludable. Estos pilares no solo favorecen la recuperación, sino que también fortalecen tu confianza en el proceso y optimizan la increíble capacidad natural de tu cuerpo para sanar.

Este libro es una puerta de entrada hacia esa filosofía integral de sanación. En el primer capítulo, descubrirás información clave para identificar las causas principales relacionadas con esta patología. Profundizaremos en los síntomas característicos, los distintos tipos de la afección, señales de alarma que no deben ignorarse, complicaciones comunes, y los consejos y pruebas médicas que son fundamentales para alcanzar un diagnóstico preciso. A partir de ahí, los capítulos siguientes estarán dedicados a temas como la alimentación, menús recomendados para el día a día y enfoques naturales, incluyendo suplementos y remedios a base de hierbas, para crear un progreso constante hacia tu bienestar.

Aunque tienes la libertad de elegir y adaptar las recomendaciones que sean más útiles para ti, no te pierdas el capítulo titulado **"Plan práctico recomendado"**. Este apartado se convertirá en una guía fundamental, que reúne de manera sencilla y accesible todos los elementos esenciales de un enfoque integral. Desde ahí, podrás navegar entre los diferentes capítulos y emplear aquellas estrategias que mejor se ajusten a tus necesidades y preferencias personales.

Es importante subrayar que todas las recomendaciones de este libro están respaldadas por evidencia científica. No se trata de opiniones ni soluciones improvisadas, sino de información verificada que asegura resultados fiables. Al final de la obra, encontrarás referencias detalladas y estudios científicos que fundamentan cada sugerencia. Esto no solo te ayudará a sentirte más seguro/a al ponerlas en práctica, sino que también reforzará tu confianza de estar tomando decisiones informadas para cuidar de tu salud.

LA GASTRITIS

El estómago es un órgano esencial y fascinante dentro del sistema digestivo humano, desempeñando un papel vital en nuestra salud y bienestar. Situado entre el esófago y el intestino delgado, funciona como un sofisticado laboratorio en el que los alimentos son recibidos, descompuestos y preparados cuidadosamente para que el cuerpo pueda absorber los nutrientes que tanto necesita. Su estructura en forma de bolsa, combinada con una musculatura eficiente, lo convierte en una máquina perfectamente diseñada para llevar a cabo este complejo proceso. Además, el estómago está protegido por una capa mucosa especial que actúa como escudo frente a los ácidos gástricos, permitiendo un delicado equilibrio que asegura su correcto funcionamiento. Sin embargo, a pesar de su diseño resistente y eficiente, el estómago no es invulnerable y puede verse afectado por diversos trastornos, siendo uno de los más frecuentes y problemáticos la gastritis.

La gastritis es una condición médica que afecta directamente a las paredes internas del estómago, específicamente a la mucosa gástrica, esa capa tan vital que reviste el órgano y lo protege. Cuando esta mucosa se inflama, surgen una variedad de síntomas que pueden ser desde molestos hasta debilitantes, acompañados, en algunos casos, de potenciales complicaciones serias. Esta inflamación de la mucosa es el resultado de múltiples factores, y entender lo que ocurre dentro del cuerpo puede ayudar a las personas a enfrentar mejor la enfermedad.

Cuando la gastritis se desarrolla, el cuerpo responde activando una serie de mecanismos inflamatorios a nivel celular. Estas respuestas incluyen la liberación de sustancias químicas como citocinas, histaminas y prostaglandinas, que aunque forman parte del sistema de defensa natural del organismo, pueden agravar el daño si la respuesta inflamatoria se descontrola. Estas sustancias afectan directamente a la mucosa gástrica, dañándola y perpetuando un círculo inflamatorio que intensifica los síntomas que el paciente experimenta.

A su vez, esta inflamación interfiere en el delicado balance de las secreciones gástricas, como el ácido clorhídrico y las enzimas digestivas, elementos fundamentales para digerir los alimentos correctamente. Las alteraciones en esos procesos pueden provocar un exceso de acidez estomacal que irrita aún más la mucosa dañada, dificultando su regeneración. Además, cuando la producción de moco protector disminuye debido al daño celular, el estómago queda aún más expuesto a la acción corrosiva de los ácidos y otras sustancias irritantes.

La gastritis puede manifestarse de distintas formas, presentándose de manera aguda o crónica dependiendo de su duración y la gravedad de los síntomas. Entre sus causas más comunes se encuentran las infecciones bacterianas, especialmente las provocadas por la Helicobacter pylori, al igual que el uso prolongado de medicamentos antiinflamatorios no esteroides, altos niveles de estrés crónico, consumo excesivo de alcohol, tabaquismo y trastornos autoinmunes. Esta variedad de causas muestra lo compleja y multifactorial que puede ser esta afección, afectando a personas de diferentes edades y estilos de vida.

En los casos más graves o prolongados, la gastritis puede dar lugar a complicaciones serias que van más allá del malestar cotidiano. Entre estas complicaciones se encuentran las úlceras gástricas, el sangrado digestivo y, en situaciones menos frecuentes pero preocupantes, un mayor riesgo de desarrollar cáncer gástrico. Por lo tanto, no solo altera el correcto funcionamiento del estómago, sino que afecta de manera profunda la salud general y la calidad de vida de quienes la padecen.

Por todo esto, entender qué es la gastritis y cómo afecta a nuestro organismo es clave para abordar esta condición de manera adecuada y efectiva. Conocer los procesos que ocurren detrás de esta inflamación del estómago, sus causas, síntomas y los tratamientos disponibles no solo facilita un diagnóstico temprano y preciso, sino que también abre la puerta a implementar estrategias eficientes que alivien los síntomas y prevengan complicaciones futuras. Este conocimiento puede marcar la diferencia para recuperar el bienestar y volver a disfrutar de una vida plena.

En este libro, te invito a embarcarte en un viaje de aprendizaje profundo sobre la gastritis. Descubriremos juntos sus causas más comunes, sus manifestaciones habituales y los distintos tipos que pueden presentarse. Pero también iremos mucho más allá: encontrarás consejos prácticos, estrategias para el cuidado diario, remedios naturales complementarios y una completa guía de nutrición diseñada para fortalecer tu salud digestiva de forma integral. La meta es clara y totalmente alcanzable: darte herramientas útiles para aliviar tus molestias, prevenir recaídas y reconectar con una mejor calidad de vida. Saber escuchar y cuidar a tu cuerpo es un acto poderoso que puede transformar tu día a día, y este libro está aquí para acompañarte en ese camino.

¡Cuida de ti y toma las riendas de tu bienestar empezando por aquí!

Síntomas

La gastritis puede manifestarse de diversas maneras, con síntomas que varían en intensidad y frecuencia. Estas molestias pueden aparecer de forma repentina, en cuadros agudos, o desarrollarse gradualmente, convirtiéndose en un problema crónico. Reconocer estas señales resulta fundamental para comprender cómo afecta esta condición al organismo. A continuación, se detallan los síntomas más frecuentes:

▸ **Dolor abdominal**: El dolor abdominal es uno de los síntomas más comunes de la gastritis. Puede variar en intensidad y ubicación, y se describe comúnmente como una sensación de ardor, opresión o molestia en la parte superior del abdomen. El dolor puede empeorar después de comer, especialmente si se consumen alimentos irritantes o grasos.

▸ **Acidez estomacal**: La acidez estomacal, también conocida como reflujo o pirosis, es una sensación de ardor o malestar en el pecho que se produce cuando el ácido del estómago refluye hacia el esófago. Este síntoma puede estar presente en la gastritis debido a un aumento en la producción de ácido estomacal o a una disminución en la protección del revestimiento gástrico.

▸ **Náuseas y vómitos**: Muchas personas con gastritis experimentan náuseas y, en algunos casos, vómitos. Estos síntomas pueden ser causados por la irritación del revestimiento gástrico, la presencia de ácido en el estómago o la disminución de la motilidad gástrica.

▸ **Pérdida de apetito**: La gastritis puede provocar una disminución del apetito, lo que puede llevar a una ingesta reducida de alimentos. Esto puede resultar en pérdida de peso involuntaria y desnutrición si no se trata adecuadamente.

▸ **Sensación de plenitud o saciedad temprana**: Algunas personas con gastritis pueden experimentar una sensación de plenitud o saciedad temprana, lo que significa que se sienten llenas después de comer sólo una pequeña cantidad. Esto puede llevar a una disminución en la ingesta de alimentos y a una pérdida de peso.

▸ **Hinchazón abdominal**: La gastritis puede causar hinchazón o distensión abdominal, lo que puede hacer que el abdomen se sienta lleno y apretado. Esto puede ser incómodo y afectar la calidad de vida.

▸ **Cambios en las deposiciones**: En algunos casos, la gastritis puede provocar cambios en los patrones de evacuación intestinal. Esto puede incluir diarrea o estreñimiento, y estos síntomas pueden variar en intensidad y duración.

▸ **Fatiga y debilidad**: La inflamación crónica en el estómago puede afectar la absorción de nutrientes esenciales, lo que puede llevar a una deficiencia de vitaminas y minerales. Esto puede resultar en fatiga, debilidad y falta de energía.

▸ **Sangrado gastrointestinal**: En algunos casos de gastritis, especialmente cuando hay erosiones o úlceras en el revestimiento del estómago, puede producirse sangrado gastrointestinal. Esto puede manifestarse como vómitos con sangre o material similar a los posos de café, o heces negras y alquitranadas (llamadas heces melena). El sangrado gastrointestinal requiere atención médica inmediata y urgente, ya que puede ser un signo de una enfermedad más grave.

▸ **Mal aliento**: La gastritis crónica puede provocar mal aliento persistente. Esto puede deberse a la presencia de bacterias en el estómago que producen compuestos volátiles de azufre, los cuales generan un olor desagradable.

▸ **Sensación de malestar general**: Algunas personas pueden experimentar una sensación de malestar general, como fatiga, debilidad, irritabilidad o malestar generalizado en el cuerpo.

▸ **Dolor de pecho**: Algunas personas con gastritis pueden experimentar dolor en el pecho, similar al dolor asociado con un ataque al corazón. Esto puede ser confuso y preocupante, ya que los síntomas pueden ser similares. Es importante mencionar cualquier dolor en el pecho a un médico para descartar otras condiciones potencialmente graves, como un infarto de miocardio.

▸ **Eructos frecuentes**: La gastritis puede causar un aumento en la producción de gases en el estómago, lo que puede llevar a eructos frecuentes y persistentes. Estos eructos pueden tener un sabor ácido o amargo debido al reflujo del ácido estomacal.

▸ **Sensación de ardor en la boca o garganta**: Algunas personas con gastritis pueden experimentar una sensación de ardor en la boca o garganta, conocida como ardor bucal o ardor faríngeo. Esto puede ser causado por el reflujo de ácido estomacal hacia el esófago y la boca.

▸ **Sensibilidad en el estómago**: En casos de gastritis aguda, el área del estómago puede estar sensible al tacto. Presionar suavemente el abdomen puede causar molestias o dolor.

▸ **Cambios en el apetito**: La gastritis puede afectar el apetito y el gusto por los alimentos. Algunas personas pueden experimentar una disminución del apetito, mientras que otras pueden tener antojos de alimentos ácidos o picantes. También puede haber una sensación de saciedad temprana después de comer incluso pequeñas cantidades de comida.

▸ **Malestar nocturno**: Algunas personas pueden experimentar síntomas de gastritis, como dolor abdominal o acidez estomacal, especialmente durante la noche o al acostarse. Esto puede deberse a la posición horizontal, que facilita el reflujo ácido desde el estómago hacia el esófago.

Es fundamental considerar que los síntomas de la gastritis pueden diferir de una persona a otra y, en muchos casos, presentar semejanzas con los de otras afecciones del tracto gastrointestinal.

Tipos

Se reconocen distintos tipos de gastritis, cada uno con características únicas y causas definidas. A continuación, se presentan los más significativos:

▸ **Gastritis aguda**: Este tipo de gastritis se desarrolla repentinamente y es de corta duración. Puede ser causada por infecciones bacterianas, como la bacteria Helicobacter pylori, consumo excesivo de alcohol, uso prolongado de fármacos antiinflamatorios no esteroides (AINE) o estrés crónico. Los síntomas típicos incluyen dolor abdominal, náuseas, vómitos y pérdida de apetito.

▸ **Gastritis crónica**: En contraste con la gastritis aguda, la gastritis crónica se desarrolla lentamente y puede persistir durante meses o años. La causa más común de gastritis crónica es la infección por H. pylori, una bacteria que coloniza el estómago y causa inflamación continua. Otros factores, como el consumo regular de alcohol, el reflujo biliar y ciertas enfermedades autoinmunes, también pueden contribuir a la gastritis crónica. Los síntomas pueden variar, pero a menudo incluyen malestar abdominal, sensación de plenitud, náuseas y pérdida de peso.

- **Gastritis atrófica**: Este tipo de gastritis se caracteriza por una inflamación crónica del revestimiento del estómago que resulta en una disminución de las células productoras de ácido y enzimas digestivas. Puede estar asociada con la infección por H. pylori o con trastornos autoinmunes, como la enfermedad de Biermer, una condición en la que el sistema inmunológico ataca las células gástricas. La gastritis atrófica puede causar síntomas similares a la gastritis crónica, así como deficiencias nutricionales debido a la mala absorción de nutrientes.

- **Gastritis erosiva**: En este tipo de gastritis, se producen erosiones o úlceras en el revestimiento del estómago. Puede ser causada por el consumo excesivo de alcohol, el uso prolongado de AINE, infecciones bacterianas u otras enfermedades. Los síntomas incluyen dolor abdominal intenso, sangrado gastrointestinal, náuseas y vómitos.

- **Gastritis por estrés**: Este tipo de gastritis se desarrolla como resultado de una enfermedad grave, traumatismo, cirugía o quemaduras graves. El estrés extremo puede afectar el flujo sanguíneo al revestimiento del estómago y provocar inflamación. Los síntomas suelen ser similares a los de la gastritis aguda.

- **Gastritis fúndica**: Esta forma de gastritis afecta principalmente la región del cuerpo y el fondo gástrico, donde se encuentran las células que producen ácido clorhídrico y factor intrínseco. Puede ser causada por infecciones bacterianas, trastornos autoinmunes o la presencia de células anormales en el revestimiento gástrico. La gastritis fúndica puede conducir a una disminución en la producción de ácido y enzimas digestivas, lo que puede afectar la digestión y la absorción de nutrientes.

- **Gastritis eosinofílica**: En este tipo de gastritis, se observa una acumulación excesiva de eosinófilos, un tipo de célula inflamatoria, en el revestimiento del estómago. La causa exacta no siempre está clara, pero se cree que puede estar relacionada con alergias alimentarias, reacciones inmunitarias o trastornos sistémicos. Los síntomas pueden incluir dolor abdominal, náuseas, vómitos, dificultad para tragar y pérdida de peso.

▸ **Gastritis química**: Este tipo de gastritis se produce como resultado de la exposición a sustancias químicas irritantes, como ácidos fuertes, álcalis o ciertos productos químicos industriales. Puede ocurrir por ingestión accidental, exposición ocupacional o consumo de sustancias corrosivas. Los síntomas pueden variar desde leves a graves, dependiendo de la cantidad y la duración de la exposición, e incluyen dolor abdominal intenso, vómitos con sangre y dificultad para tragar.

▸ **Gastritis asociada a enfermedades específicas**: Algunas enfermedades, como la enfermedad de Crohn, la enfermedad celíaca y la sarcoidosis, pueden causar inflamación en el estómago como parte de su manifestación sistémica. Estas formas de gastritis suelen estar relacionadas con la enfermedad subyacente y pueden requerir un enfoque de tratamiento específico.

▸ **Gastritis granulomatosa**: Este tipo de gastritis se caracteriza por la formación de granulomas en el revestimiento del estómago. Los granulomas son agregados de células inflamatorias y tejido cicatricial que se desarrollan en respuesta a infecciones crónicas o enfermedades sistémicas, como la tuberculosis o la enfermedad de Crohn. Los síntomas pueden incluir dolor abdominal, pérdida de peso, náuseas y vómitos.

▸ **Gastritis alcohólica**: Es causada por el consumo crónico y excesivo de alcohol, lo que irrita y daña el revestimiento del estómago. La gastritis alcohólica puede conducir a inflamación crónica, úlceras y sangrado en el estómago. Los síntomas pueden incluir dolor abdominal, náuseas, vómitos con sangre y pérdida de apetito.

▸ **Gastritis inducida por AINEs**: El uso prolongado de fármacos antiinflamatorios no esteroides (AINE), como el ibuprofeno o el naproxeno, puede irritar el revestimiento del estómago y provocar gastritis. Estos medicamentos pueden disminuir la producción de prostaglandinas, que son sustancias que protegen el estómago, lo que aumenta el riesgo de inflamación y úlceras. Los síntomas pueden incluir dolor abdominal, acidez estomacal, náuseas y vómitos.

▸ **Gastritis postoperatoria**: Después de una cirugía abdominal, especialmente si se realizó una extirpación parcial o total del estómago (gastrectomía), puede desarrollarse gastritis debido al estrés quirúrgico y a los cambios en la anatomía y la función del estómago. Los síntomas pueden variar, pero pueden incluir dolor abdominal, náuseas, vómitos y dificultad para comer y digerir los alimentos.

▸ **Gastritis alérgica**: Este tipo de gastritis es causado por una reacción alérgica a ciertos alimentos. Cuando una persona alérgica consume alimentos a los que es sensible, su sistema inmunitario puede desencadenar una respuesta inflamatoria en el revestimiento del estómago. Los síntomas pueden incluir dolor abdominal, náuseas, vómitos, diarrea y en algunos casos, dificultad para respirar o hinchazón en el cuerpo.

▸ **Gastritis por radiación**: La radioterapia dirigida al área abdominal o pélvica como parte del tratamiento del cáncer puede causar daño en el revestimiento del estómago, lo que lleva a la gastritis por radiación. Los síntomas pueden incluir dolor abdominal, náuseas, vómitos, diarrea y pérdida de apetito. Estos síntomas suelen mejorar gradualmente después del final del tratamiento.

▸ **Gastritis infecciosa**: Además de la infección por Helicobacter pylori, otras infecciones pueden causar gastritis. Algunos organismos, como el virus del herpes simple, el citomegalovirus y ciertas bacterias y hongos, pueden infectar el estómago y provocar inflamación. Los síntomas pueden variar dependiendo del organismo involucrado, pero pueden incluir dolor abdominal, náuseas, vómitos y fiebre.

▸ **Gastritis medicamentosa**: Algunos medicamentos pueden causar irritación o inflamación en el revestimiento del estómago, lo que lleva a la gastritis medicamentosa. Ejemplos comunes incluyen ciertos antibióticos, corticosteroides, fármacos para tratar la osteoporosis y algunos antidepresivos. Los síntomas pueden incluir dolor abdominal, náuseas, vómitos y malestar estomacal.

Es fundamental resaltar que para identificar con precisión la gastritis y determinar su tipo específico, es imprescindible realizar una evaluación médica.

Causas

La gastritis puede originarse por diversas razones, y determinar su causa subyacente es esencial para un tratamiento efectivo. A continuación, se presentan las más frecuentes:

▸ **Infección por Helicobacter pylori:** La principal causa de gastritis es la infección por la bacteria Helicobacter pylori (H. pylori). Esta bacteria es altamente contagiosa y se transmite principalmente a través de alimentos y agua contaminados, así como por contacto directo con una persona infectada. H. pylori se adhiere al revestimiento del estómago y produce sustancias químicas que irritan y dañan el tejido gástrico, lo que lleva a la inflamación y a la gastritis.

▸ **Uso prolongado de medicamentos antiinflamatorios no esteroideos** (AINEs): Los AINEs, como el ibuprofeno y el naproxeno, son medicamentos comúnmente utilizados para aliviar el dolor y la inflamación. Sin embargo, su uso prolongado puede irritar el revestimiento del estómago y provocar gastritis. Estos medicamentos pueden interferir con la producción de prostaglandinas, que son sustancias químicas que protegen el revestimiento del estómago.

▸ **Consumo excesivo de alcohol:** El consumo excesivo y prolongado de alcohol puede dañar el revestimiento del estómago y provocar gastritis. El alcohol aumenta la producción de ácido estomacal y también debilita la barrera protectora del estómago, lo que facilita la irritación y la inflamación.

▸ **Estrés crónico:** El estrés crónico puede desencadenar la gastritis en algunas personas. El estrés prolongado puede afectar la función del sistema inmunológico y aumentar la producción de ácido estomacal, lo que puede dañar el revestimiento del estómago y provocar inflamación.

▶ **Reflujo de bilis hacia el estómago**: La bilis es un líquido producido por el hígado que ayuda en la digestión de las grasas. En algunos casos, la bilis puede retroceder desde el intestino hacia el estómago, lo que puede irritar y dañar el revestimiento gástrico, causando gastritis.

▶ **Trastornos autoinmunes**: En algunos casos, el sistema inmunológico puede atacar por error las células del revestimiento del estómago, lo que se conoce como gastritis autoinmune. Esta forma de gastritis puede ser crónica y a menudo está asociada con otras enfermedades autoinmunes, como la enfermedad de Hashimoto o la diabetes tipo 1.

▶ **Factores hereditarios**: Existe evidencia de que ciertas personas pueden tener una predisposición genética a desarrollar gastritis. Si tienes antecedentes familiares de gastritis, es posible que tengas un mayor riesgo de desarrollar esta enfermedad.

▶ **Irritantes alimentarios**: Algunos alimentos y bebidas pueden irritar el revestimiento del estómago y desencadenar la gastritis en algunas personas. Estos alimentos pueden incluir alimentos picantes, ácidos, grasosos o fritos, así como bebidas carbonatadas, café y alcohol. Cada persona puede tener diferentes sensibilidades alimentarias, por lo que es importante prestar atención a los alimentos que te causan malestar y evitarlos.

▶ **Trastornos autoinmunes**: Además de la gastritis autoinmune mencionada anteriormente, existen otros trastornos autoinmunes que pueden desencadenar la inflamación del revestimiento del estómago. Algunos ejemplos incluyen la enfermedad de Crohn, la enfermedad celíaca y la enfermedad de Behçet. Estos trastornos pueden provocar una respuesta inmunitaria anormal que daña el tejido gástrico.

▶ **Infecciones virales**: Aunque menos comunes, algunas infecciones virales pueden causar gastritis. Estos virus pueden incluir el virus de Epstein-Barr, el citomegalovirus y el virus de la inmunodeficiencia humana (VIH). La infección viral puede irritar y dañar el revestimiento del estómago, lo que lleva a la inflamación y a la gastritis.

‣ **Enfermedades digestivas**: Algunas enfermedades digestivas, como la enfermedad de Crohn, la colitis ulcerosa y la enfermedad celíaca, pueden estar asociadas con la gastritis. Estas enfermedades pueden causar inflamación crónica en el tracto gastrointestinal, incluido el estómago.

‣ **Radioterapia y quimioterapia**: En casos de radioterapia y quimioterapia, especialmente cuando se dirigen a la región abdominal, puede producirse inflamación y daño al revestimiento del estómago, lo que puede llevar a la gastritis. Estos tratamientos se utilizan comúnmente en el cáncer y pueden ser necesarios para combatir la enfermedad, pero también pueden tener efectos secundarios en el sistema digestivo.

‣ **Trastornos de la motilidad gastrointestinal**: Los trastornos que afectan la motilidad del sistema digestivo, como el síndrome del intestino irritable o la gastroparesia, pueden predisponer a la gastritis. Estos trastornos pueden alterar el movimiento normal de los alimentos a través del estómago y provocar una acumulación de ácido estomacal, lo que aumenta el riesgo de inflamación del revestimiento del estómago.

‣ **Enfermedades autoinmunes**: Además de la gastritis autoinmune mencionada anteriormente, existen otras enfermedades autoinmunes que pueden estar asociadas con la gastritis. Algunos ejemplos incluyen la enfermedad de Addison, el lupus eritematoso sistémico y la artritis reumatoide. Estas enfermedades pueden desencadenar una respuesta inmunitaria anormal que daña el tejido gástrico y causa inflamación.

‣ **Trastornos de coagulación**: Algunos trastornos de la coagulación, como la púrpura trombocitopénica idiopática o la hemofilia, pueden aumentar el riesgo de desarrollar gastritis. La alteración de la coagulación sanguínea puede resultar en sangrado en el estómago, lo que irrita el revestimiento y desencadena la inflamación.

- **Trastornos endocrinos**: Algunos trastornos endocrinos, como el hipotiroidismo o la enfermedad de Cushing, pueden predisponer a la gastritis. Los desequilibrios hormonales asociados con estos trastornos pueden afectar la función del estómago y aumentar el riesgo de inflamación del revestimiento gástrico.

- **Factores genéticos**: Se ha sugerido que ciertos genes pueden aumentar la susceptibilidad a desarrollar gastritis. Estos factores genéticos pueden influir en la respuesta del sistema inmunológico, la producción de ácido estomacal y la integridad del revestimiento gástrico.

Si presentas síntomas persistentes o preocupantes de gastritis, es esencial acudir a un médico para obtener un diagnóstico preciso. El especialista podrá valorar tus síntomas, realizar pruebas complementarias y determinar la causa subyacente, lo cual es clave para recibir un tratamiento adecuado y eficaz.

Posibles complicaciones a largo plazo

Esta sección tiene como objetivo ofrecer orientación y aclarar posibles riesgos de forma clara, poniendo el foco en la prevención. Así, podrás adoptar medidas proactivas que protejan tu bienestar y eviten complicaciones.

A continuación, se detallan las principales complicaciones que pueden surgir como consecuencia de la gastritis si no se trata de manera adecuada.

- **Úlceras**: La gastritis crónica, especialmente si está causada por la infección por Helicobacter pylori o por el uso prolongado de medicamentos antiinflamatorios no esteroides (AINE), puede aumentar el riesgo de desarrollar úlceras en el estómago o en el duodeno (parte inicial del intestino delgado). Las úlceras son heridas abiertas en el revestimiento del estómago o del duodeno que pueden causar dolor abdominal, sangrado y perforación. Si no se tratan, las úlceras pueden llevar a complicaciones graves, como hemorragia interna o perforación del órgano.

- **Anemia**: La gastritis crónica puede afectar la absorción de hierro y vitamina B12 en el estómago. La falta de estos nutrientes esenciales puede provocar anemia, una condición en la que el cuerpo no produce suficientes glóbulos rojos sanos. La anemia puede causar síntomas como fatiga, debilidad, palidez y dificultad para respirar.

- **Esofagitis**: La gastritis crónica puede causar reflujo ácido, lo que significa que los ácidos del estómago se regurgitan hacia el esófago, el tubo que conecta la boca con el estómago. El reflujo ácido crónico puede irritar y dañar el revestimiento del esófago, causando una condición llamada esofagitis. La esofagitis puede provocar síntomas como acidez estomacal, dolor en el pecho, dificultad para tragar y ardor.

- **Estenosis pilórica**: En algunos casos, la gastritis crónica puede causar el estrechamiento de la abertura entre el estómago y el intestino delgado, conocida como estenosis pilórica. Esto puede dificultar el paso de los alimentos del estómago al intestino delgado, lo que puede provocar síntomas como náuseas, vómitos y pérdida de peso.

- **Cáncer de estómago**: Aunque es poco común, la gastritis crónica no tratada o mal controlada puede aumentar ligeramente el riesgo de desarrollar cáncer de estómago. La infección crónica por H. pylori, en particular, se ha asociado con un mayor riesgo de cáncer gástrico. Es importante destacar que la mayoría de las personas con gastritis no desarrollarán cáncer, pero es fundamental realizar un seguimiento médico regular y tratar adecuadamente la gastritis para minimizar el riesgo.

- **Hemorragia gastrointestinal**: La gastritis crónica puede aumentar el riesgo de hemorragia en el tracto gastrointestinal. Esto puede ocurrir cuando los vasos sanguíneos en el revestimiento del estómago se dañan o se erosionan, lo que resulta en sangrado. Los síntomas de la hemorragia gastrointestinal pueden incluir vómito con sangre, heces negras y alquitranadas (llamadas melena), debilidad y mareos. La hemorragia gastrointestinal puede ser una complicación grave que requiere atención médica inmediata.

‣ **Desnutrición**: La inflamación crónica del revestimiento del estómago puede afectar la absorción de nutrientes esenciales, lo que puede llevar a la desnutrición. Si el estómago no puede descomponer y absorber adecuadamente los alimentos, el cuerpo no recibe los nutrientes necesarios para funcionar correctamente. La desnutrición puede provocar una variedad de problemas de salud, como debilidad muscular, pérdida de peso, problemas de crecimiento en niños y deficiencias nutricionales.

‣ **Obstrucción gástrica**: En casos raros, la gastritis crónica puede provocar la formación de tejido cicatricial en el estómago, lo que puede llevar a la obstrucción gástrica. Esto puede dificultar o impedir el paso de los alimentos desde el estómago al intestino delgado. Los síntomas de la obstrucción gástrica pueden incluir dolor abdominal intenso, náuseas, vómitos y distensión abdominal. Esta es una complicación seria que generalmente requiere intervención médica urgente.

‣ **Mayor riesgo de otras enfermedades digestivas**: La gastritis crónica puede aumentar el riesgo de desarrollar otras enfermedades digestivas, como enfermedad por reflujo gastroesofágico (ERGE), enfermedad inflamatoria intestinal (EII) y enfermedad de Barrett. Estas enfermedades pueden presentar síntomas similares a la gastritis, pero pueden requerir enfoques de tratamiento diferentes.

‣ **Impacto en la calidad de vida**: La gastritis crónica puede afectar significativamente la calidad de vida de una persona. Los síntomas persistentes, como dolor abdominal, náuseas y acidez estomacal, pueden ser debilitantes y dificultar la realización de actividades diarias normales. Además, el tratamiento y la gestión de la gastritis crónica pueden requerir cambios en la dieta, medicamentos a largo plazo y seguimiento médico regular, lo que puede afectar la rutina y la comodidad de una persona.

Es importante tener en cuenta que no todas las personas con gastritis experimentarán estas complicaciones a largo plazo. La gravedad y la probabilidad de complicaciones pueden variar según la causa de la gastritis, la respuesta al tratamiento y otros factores individuales. Sin embargo, con la información y las herramientas adecuadas, es posible tomar el control de la situación, prevenir o manejar eficazmente las complicaciones y avanzar hacia una mejor calidad de vida. ¡Recuerda que siempre estás a tiempo de cuidar tu salud y sentirte mejor!

Disminución de los síntomas y prevención

A continuación, se presentan algunas recomendaciones prácticas que pueden ayudarte a aliviar los síntomas de la gastritis y/o prevenir su aparición, promoviendo así una mejora en tu salud digestiva y bienestar general:

- **Evitar los factores desencadenantes**: Identificar y evitar los factores que desencadenan o empeoran los síntomas de la gastritis es crucial. Algunos de estos factores pueden incluir el consumo excesivo de alcohol, el tabaquismo, el uso prolongado de AINE, como el ibuprofeno o el ácido acetilsalicílico, y el estrés crónico. Evitar o limitar la exposición a estos factores puede ayudar a reducir la inflamación y el daño en la mucosa gástrica.

- **Dieta saludable**: Adoptar una dieta equilibrada y saludable es esencial para la prevención y el manejo de la gastritis. Se recomienda consumir alimentos ricos en fibra, como frutas, verduras y granos integrales, que ayudan a reducir la inflamación y promover la salud digestiva. También es importante limitar el consumo de alimentos irritantes para el estómago, como alimentos picantes, grasos, fritos y ácidos, ya que pueden agravar los síntomas de la gastritis.

- **Evitar el ayuno prolongado**: Mantener horarios regulares de comida y evitar el ayuno prolongado puede ayudar a prevenir la gastritis. El ayuno prolongado puede aumentar la producción de ácido clorhídrico en el estómago, lo que puede dañar la mucosa gástrica. Se recomienda realizar comidas pequeñas y frecuentes en lugar de comidas abundantes y espaciadas.

- **Reducir el estrés**: El estrés crónico puede desencadenar o empeorar los síntomas de la gastritis. Incorporar técnicas de manejo del estrés, como la meditación, la respiración profunda, el ejercicio regular y el tiempo de calidad para relajarse, puede ser beneficioso para reducir la inflamación y mejorar la salud gástrica en general.

▸ **Tratamiento de infecciones**: En el caso de la gastritis causada por la infección con Helicobacter pylori, el tratamiento adecuado de la infección es fundamental para reducir los síntomas y prevenir complicaciones. Esto generalmente implica el uso de una combinación de antibióticos y medicamentos para reducir la producción de ácido estomacal, bajo la supervisión de un médico.

▸ **Uso adecuado de medicamentos**: Si es necesario utilizar fármacos como los AINE, es importante seguir las recomendaciones del médico y utilizar la dosis más baja y la duración más corta posible. Además, es recomendable tomar estos medicamentos con alimentos para reducir su impacto en el estómago.

▸ **Evitar el consumo de alcohol y tabaco**: Tanto el consumo excesivo de alcohol como el tabaquismo pueden agravar los síntomas de la gastritis y aumentar el riesgo de desarrollar complicaciones. Reducir o evitar por completo el consumo de alcohol y dejar de fumar puede tener un impacto positivo en la salud gástrica.

▸ **Evitar alimentos irritantes**: Además de los alimentos picantes, grasos y ácidos, existen otros alimentos que pueden irritar el revestimiento gástrico y empeorar los síntomas de la gastritis. Algunos ejemplos incluyen el café, el té, los refrescos carbonatados, el chocolate y los alimentos procesados. Cada individuo puede tener sensibilidades alimentarias diferentes, por lo que es importante prestar atención a los alimentos que desencadenan o empeoran los síntomas y evitarlos en la medida de lo posible.

▸ **Consumir alimentos antiinflamatorios**: Algunos alimentos tienen propiedades antiinflamatorias y ayudan a reducir la inflamación en la mucosa gástrica. Estos alimentos incluyen el jengibre, la cúrcuma, el ajo, el pescado rico en ácidos grasos omega-3 (como el salmón y las sardinas), las bayas, los vegetales de hoja verde y los alimentos ricos en probióticos, como el yogur y el chucrut. Incorporar estos alimentos en la dieta puede ser beneficioso para aliviar los síntomas y promover la curación del revestimiento gástrico.

‣ **Controlar el estrés emocional**: Además de las técnicas de manejo del estrés mencionadas anteriormente, es importante abordar el estrés emocional como parte del enfoque integral para reducir los síntomas de la gastritis. Esto puede incluir buscar apoyo emocional, practicar actividades relajantes como el yoga o la terapia cognitivo-conductual, y encontrar formas saludables de lidiar con las emociones negativas. El estrés emocional crónico puede afectar la salud del sistema digestivo y empeorar los síntomas de la gastritis.

‣ **Mantener un peso saludable**: El exceso de peso y la obesidad se han asociado con un mayor riesgo de desarrollar gastritis y otros trastornos gastrointestinales. Mantener un peso saludable a través de una alimentación equilibrada y ejercicio regular puede ayudar a reducir la inflamación y mejorar la salud gástrica en general.

‣ **Evitar el uso excesivo de analgésicos de venta libre**: Además de los AINE, el uso excesivo de analgésicos de venta libre, como el paracetamol, puede contribuir a la irritación y la inflamación de la mucosa gástrica. Es importante seguir las recomendaciones de dosificación y duración del tratamiento, y consultar a un médico si es necesario utilizar estos fármacos de forma regular.

‣ **Realizar controles médicos regulares**: Es importante realizar controles médicos regulares, especialmente si se tiene antecedentes de gastritis o se presentan síntomas recurrentes. Un médico especialista puede evaluar la salud gástrica, realizar pruebas diagnósticas, monitorear la respuesta al tratamiento y brindar recomendaciones personalizadas para el cuidado y la prevención de la gastritis.

‣ **Evitar el consumo excesivo de antiácidos**: Si bien los antiácidos pueden proporcionar alivio temporal de los síntomas de la gastritis, su uso excesivo puede tener efectos contraproducentes. Los antiácidos pueden interferir con la absorción de ciertos nutrientes y alterar el equilibrio ácido-base en el estómago. Es importante utilizar los antiácidos solo cuando sea necesario y bajo la supervisión de un médico.

‣ **Evitar el estrés físico en el estómago**: El estrés físico en el estómago, como levantar objetos pesados o realizar ejercicios de alto impacto después de comer, puede aumentar la presión en el estómago y causar reflujo ácido. Es recomendable evitar actividades extenuantes inmediatamente después de las comidas y dar tiempo al estómago para digerir los alimentos correctamente.

‣ **Controlar otras condiciones de salud**: Algunas condiciones de salud, como la enfermedad por reflujo gastroesofágico (ERGE) y la enfermedad celíaca, pueden aumentar el riesgo de desarrollar gastritis. Controlar y tratar adecuadamente estas condiciones puede ayudar a prevenir la gastritis y disminuir los síntomas.

‣ **Evitar el consumo excesivo de cafeína**: El consumo excesivo de cafeína, ya sea a través del café, el té o las bebidas energéticas, puede aumentar la producción de ácido estomacal y empeorar los síntomas de la gastritis. Limitar la ingesta de cafeína o optar por alternativas descafeinadas puede ser beneficioso para reducir la irritación gástrica.

‣ **Mantener una buena higiene alimentaria**: La ingesta de alimentos contaminados o el mal manejo de los alimentos pueden llevar a infecciones del tracto gastrointestinal que pueden causar gastritis. Es importante seguir prácticas de higiene alimentaria adecuadas, como lavarse las manos antes de manipular alimentos, cocinar los alimentos a una temperatura segura y asegurarse de que los alimentos estén frescos y bien almacenados.

‣ **Evitar el estrés oxidativo**: El estrés oxidativo puede contribuir a la inflamación y el daño del revestimiento gástrico. Consumir una dieta rica en antioxidantes, como frutas y verduras, y evitar el consumo excesivo de alimentos procesados y grasas saturadas puede ayudar a reducir el estrés oxidativo y promover la salud gástrica.

Pruebas médicas diagnósticas

A continuación, se presenta información sobre las pruebas médicas utilizadas para diagnosticar los diferentes tipos de gastritis.

- **Endoscopia digestiva alta**: La endoscopia es una prueba comúnmente utilizada para diagnosticar la gastritis. Durante este procedimiento, se introduce un tubo flexible delgado con una cámara en el extremo (endoscopio) a través de la boca hasta el estómago. Permite al médico visualizar directamente el revestimiento del estómago y tomar muestras de tejido para su posterior análisis (biopsia). La endoscopia también puede revelar signos de inflamación, úlceras o infecciones bacterianas, como la Helicobacter pylori.

- **Análisis de sangre**: Se pueden realizar pruebas de sangre para detectar la presencia de la bacteria Helicobacter pylori o para evaluar los niveles de ciertos marcadores inflamatorios en el cuerpo. Los resultados de estas pruebas pueden ayudar a determinar si la gastritis está relacionada con una infección bacteriana o si hay signos de inflamación en el cuerpo.

- **Prueba de ureasa**: Esta prueba se realiza durante la endoscopia. Se toma una muestra de tejido del revestimiento del estómago y se coloca en un medio de cultivo que contiene urea. Si la bacteria Helicobacter pylori está presente, producirá una enzima llamada ureasa que descompone la urea y produce dióxido de carbono. La liberación de dióxido de carbono se detecta y confirma la presencia de la bacteria.

- **Radiografía con bario**: En esta prueba, se ingiere una solución de bario, que recubre el revestimiento del estómago y los intestinos, y se toman radiografías. Esto permite al médico detectar cualquier anormalidad en el estómago, como úlceras o inflamación. Sin embargo, esta prueba es menos utilizada en comparación con la endoscopia, ya que no puede proporcionar detalles tan precisos como la visualización directa mediante endoscopia.

- **Pruebas de aliento**: Estas pruebas se utilizan específicamente para detectar la presencia de la bacteria Helicobacter pylori. Se le pide a la persona que ingiera una sustancia que contiene urea marcada con carbono-13 o carbono-14. Si la bacteria está presente en el estómago, descompondrá la urea y liberará dióxido de carbono, que será detectado en la respiración del individuo.

- **Pruebas de laboratorio**: Los análisis de sangre también pueden incluir pruebas para evaluar los niveles de hemoglobina y las células sanguíneas, lo que puede ayudar a identificar una posible anemia causada por la gastritis crónica. Además, se pueden realizar pruebas para detectar deficiencias nutricionales, como la falta de vitamina B12, que pueden ser resultantes de una mala absorción debido a la gastritis crónica.

- **Prueba de pH esofágico**: Esta prueba se utiliza para evaluar la acidez del esófago y determinar si hay reflujo ácido. Durante el procedimiento, se coloca un pequeño tubo delgado a través de la nariz o la boca hasta el esófago. Este tubo mide el nivel de acidez en el esófago durante un período de 24 horas. El reflujo ácido frecuente puede irritar el revestimiento del estómago y contribuir a la gastritis.

- **Prueba de vaciado gástrico**: Esta prueba se realiza para evaluar la velocidad a la que el estómago se vacía. Se ingiere una comida o una bebida que contiene una pequeña cantidad de material radiactivo. Luego, se toman imágenes a intervalos regulares para rastrear el movimiento del material a través del estómago y los intestinos. Esta prueba puede ayudar a identificar si hay un retraso en el vaciado gástrico, lo cual puede contribuir a la gastritis.

- **Pruebas de alergia alimentaria**: En algunos casos, la gastritis puede ser desencadenada por alergias o intolerancias alimentarias. Se pueden realizar pruebas de alergia, como la prueba cutánea o el análisis de sangre, para identificar posibles alérgenos alimentarios que puedan estar contribuyendo a los síntomas de gastritis.

- **Prueba del aliento de lactulosa**: Esta prueba se utiliza para evaluar la presencia y el crecimiento excesivo de bacterias en el intestino delgado, lo cual puede contribuir a la gastritis. Se le pide a la persona que beba una solución de lactulosa y luego se toman muestras de su aliento en intervalos regulares. Las bacterias en el intestino delgado pueden fermentar la lactulosa y producir gases, que se pueden detectar en el aliento del individuo.

Es importante señalar que no todas estas pruebas son imprescindibles para diagnosticar la gastritis. La selección de las pruebas más adecuadas dependerá del criterio médico, considerando los síntomas presentados, tu historia clínica y los hallazgos durante el examen físico.

Signos de alarma

La presencia de ciertos síntomas puede ser indicativa de una enfermedad digestiva grave. Ante cualquiera de los siguientes signos, es fundamental buscar atención médica de manera inmediata:

- Pérdida completa del apetito.
- Fiebre o febrícula sin motivo aparente que dura varios días.
- Malestar impreciso en el abdomen, justo encima del ombligo, que dura más de una semana.
- Sensación de llenura en el abdomen superior después de comer poco.
- Pérdida de peso involuntaria, sin hacer dieta.
- Náuseas y vómitos, especialmente vomitar los alimentos sólidos poco después de comer.
- Hinchazón o acumulación de líquido en el abdomen.
- Dolor o sensación de que los alimentos se "atascan" en la garganta al comer.
- Acidez o indigestión crónicas.
- Vómitos persistentes, con o sin sangre.
- Heces negras.
- Anemia.
- Palpación de un bulto o una masa en la zona de la boca del estómago (epigastrio).
- Ictericia, es decir, color amarillento de la piel y el blanco de

los ojos.
- Historial familiar de cáncer gastrointestinal.

La presencia de estos síntomas no implica necesariamente una enfermedad como el cáncer, pero es muy importante buscar atención médica a tiempo. Esto permitirá descartar cualquier problema grave y obtener un diagnóstico adecuado para recibir el tratamiento necesario.

PREGUNTAS Y RESPUESTAS

Sumergirse en el complejo universo de la salud puede ser una experiencia desafiante, especialmente al recibir un diagnóstico que afecta tanto el cuerpo como las emociones. En esos momentos surgen muchas preguntas: ¿Cuáles son las implicaciones? ¿Qué opciones están disponibles? ¿Cómo cambiará mi día a día? Estas y otras inquietudes son frecuentes ante situaciones así. Aquí encontrarás respuestas prácticas y directas que te ayudarán a tomar decisiones informadas con mayor confianza.

Este capítulo nace del deseo de ofrecer acompañamiento y herramientas claras para que afrontes este camino con seguridad. En una era donde la información abunda, pero no siempre es confiable, resulta crucial distinguir entre datos útiles y aquellos que podrían generar confusión. Por eso, he reunido respuestas respaldadas por evidencia para orientarte en medio de la incertidumbre.

El formato de preguntas y respuestas ha sido diseñado pensando en la practicidad, abordando las dudas más recurrentes, tanto de las personas afectadas como de sus familias. Las explicaciones son sencillas, concisas y enfocadas en facilitar decisiones que prioricen tu bienestar.

Aunque la información aquí presentada busca ser útil, no reemplaza el asesoramiento personalizado. En todo momento, es fundamental comunicarte con tu médico para resolver cuestiones específicas que puedan surgir.

A través de estas páginas, espero transmitirte tranquilidad, confianza y un apoyo sólido para enfrentar los desafíos con mayor fortaleza. Mi meta es que este recurso te inspire y te brinde herramientas para enfrentarte con seguridad a esta afección.

124 Preguntas y respuestas

1. ¿Cuáles son las causas más comunes de la gastritis?

Las causas más comunes de la gastritis incluyen la infección por la bacteria Helicobacter pylori, el uso prolongado de fármacos antiinflamatorios no esteroides, el consumo excesivo de alcohol, el estrés crónico y enfermedades autoinmunitarias.

2. ¿Cuáles son sus síntomas?

Los síntomas de la gastritis pueden incluir dolor o malestar en la parte superior del abdomen, náuseas, vómitos, sensación de saciedad después de comer, pérdida de apetito y, en algunos casos, sangrado gastrointestinal.

3. ¿Qué pruebas se utilizan para su diagnóstico?

La gastritis se diagnostica a través de la historia clínica y una variedad de pruebas, como endoscopia, biopsia del revestimiento del estómago, análisis de sangre, pruebas de aliento para detectar Helicobacter pylori y análisis de heces.

4. ¿Existen pruebas caseras para diagnosticarla?

Actualmente, no existen pruebas caseras confiables para diagnosticar la gastritis. Se requiere una evaluación médica adecuada, que puede incluir endoscopias y análisis de laboratorio.

5. ¿Qué tratamientos médicos están disponibles?

El tratamiento para la gastritis depende de su causa. Puede incluir antibióticos para tratar la infección por Helicobacter pylori, medicamentos para reducir la producción de ácido estomacal, como inhibidores de la bomba de protones o bloqueadores H2, entre otros, además de cambios en la dieta y el estilo de vida para evitar irritantes del estómago.

6. ¿Puede convertirse en una condición más grave?

Si no se trata adecuadamente, la gastritis puede llevar a complicaciones como úlceras gástricas, sangrado del revestimiento del estómago y un mayor riesgo de cáncer de estómago en casos crónicos o asociados a infecciones prolongadas por H. pylori.

7. ¿Qué alimentos debo evitar?

Es recomendable evitar alimentos que puedan irritar el

estómago, como comidas picantes, ácidas, fritas, y bebidas alcohólicas o con cafeína, entre otros. Lo trataremos en detalle en el capitulo correspondiente.

8. ¿Puedo consumir alimentos o especias picantes?

Los alimentos y especias picantes pueden irritar el estómago y agravar los síntomas de la gastritis en algunas personas. Es mejor evitarlos o consumirlos con moderación si provocan molestias.

9. ¿Existen alimentos que pueden ayudar?

Sí, existen alimentos que pueden ayudar a curar la gastritis. Se incluyen entre ellos el yogur natural, que contiene probióticos, y las verduras de hojas verdes, ricas en fibra, que ayudan a mantener un sistema digestivo saludable y aliviar algunos síntomas de la gastritis. Lo veremos en el capitulo "Alimentos que transforman".

10. ¿Puede ser causada por una dieta desequilibrada?

Una dieta alta en alimentos irritantes, como alimentos picantes, grasos o procesados, puede contribuir al desarrollo de la gastritis o empeorar sus síntomas.

11. ¿Es contagiosa?

La gastritis en sí misma no es contagiosa, pero la infección por Helicobacter pylori, una de las causas más comunes de la gastritis, puede transmitirse de persona a persona a través de contacto directo con saliva, vómito o heces, o por el consumo de alimentos y agua contaminados.

12. ¿Puedo prevenirla?

Para prevenir la gastritis, es importante mantener una dieta saludable, limitar el uso de AINEs, moderar el consumo de alcohol, evitar el tabaquismo y manejar el estrés. También es importante seguir prácticas de higiene adecuadas para evitar infecciones por H. pylori.

13. ¿Puede ser causada por el estrés?

Sí, el estrés puede contribuir al desarrollo de la gastritis al aumentar la producción de ácido estomacal y afectar el funcionamiento del sistema digestivo.

14. ¿El estrés emocional puede empeorarla?

Sí, el estrés emocional puede aumentar la producción de ácido en el estómago y empeorar los síntomas de la gastritis. Técnicas de manejo del estrés son útiles para aliviar los síntomas.

15. ¿El estrés físico puede desencadenar gastritis?

El estrés físico, como una enfermedad grave o cirugía, puede causar gastritis aguda debido al aumento en la producción de ácido estomacal o a la reducción del flujo sanguíneo al estómago.

16. ¿Es una condición crónica?

La gastritis puede ser aguda o crónica. La gastritis aguda aparece de repente y puede ser causada por irritantes como el alcohol o los AINEs. La gastritis crónica se desarrolla gradualmente y puede ser causada principalmente por infecciones persistentes de H. pylori o enfermedades autoinmunitarias.

17. ¿Afecta a personas de todas las edades?

Sí, la gastritis puede afectar a personas de cualquier edad, aunque ciertos factores de riesgo, como el uso de AINEs, la infección por Helicobacter pylori y el consumo de alcohol, pueden ser más comunes en adultos.

18. ¿Es necesario modificar mi estilo de vida?

Sí, hacer cambios en el estilo de vida es útil para manejar y prevenir la gastritis. Esto puede incluir adoptar una dieta saludable, evitar el consumo de alcohol y tabaco, manejar el estrés y evitar el uso excesivo de AINEs.

19. ¿Puedo consumir café?

El café puede irritar el estómago y agravar los síntomas de la gastritis en algunas personas. Se recomienda limitar su consumo a 1 taza al día o evitarlo si se experimentan síntomas.

20. ¿El café descafeinado es mejor para la gastritis?

El café descafeinado puede ser menos irritante que el café regular, pero aún puede estimular la producción de ácido en el estómago. Es recomendable observar la tolerancia individual.

21. ¿Puede causar pérdida de peso?

Sí, la gastritis puede llevar a la pérdida de peso involuntaria debido a una disminución del apetito, malabsorción de nutrientes y molestias digestivas que dificultan la ingesta adecuada de alimentos.

22. ¿Puede causar cambios en el apetito?
Sí, la gastritis puede causar una disminución del apetito debido al dolor y la incomodidad al comer, aunque algunas personas pueden experimentar un aumento del apetito si el dolor se alivia al comer.

23. ¿Existen remedios naturales para aliviar los síntomas?
Algunos remedios naturales como la infusión de manzanilla, el jengibre y el aloe vera, entre otros, ayudan a aliviar los síntomas de la gastritis. Lo trataremos en detalle en el capítulo "Plantas Medicinales".

24. ¿Cuánto tiempo tarda en curarse?
El tiempo de recuperación de la gastritis varía según la causa y la gravedad. La gastritis aguda puede resolverse en unos pocos días a semanas con tratamiento adecuado, mientras que la gastritis crónica puede requerir un tratamiento más prolongado y un manejo continuo del estilo de vida.

25. ¿Es lo mismo que una úlcera?
No, la gastritis y las úlceras son condiciones diferentes. La gastritis es la inflamación del revestimiento del estómago, mientras que una úlcera es una llaga abierta en el revestimiento del estómago o el intestino delgado. Sin embargo, la gastritis puede aumentar el riesgo de desarrollar úlceras.

26. ¿El ejercicio físico es recomendable?
El ejercicio moderado es beneficioso para la digestión, la salud y el bienestar general, pero es importante evitar actividades que empeoren los síntomas de la gastritis, como ejercicios de alta intensidad inmediatamente después de comer. Escucha a tu cuerpo y evita el ejercicio intenso si provoca molestias estomacales.

27. ¿Puedo seguir haciendo ejercicio si tengo gastritis?
Sí, generalmente se puede seguir haciendo ejercicio si se tiene

gastritis. Sin embargo, es importante escuchar a tu cuerpo y evitar actividades que puedan agravar los síntomas. El ejercicio moderado puede incluso ayudar a reducir el estrés, que es un factor que suele empeorar la gastritis.

28. ¿Puede afectar el sueño?

Sí, los síntomas de la gastritis, como el dolor, las náuseas y la incomodidad abdominal, pueden interferir con el sueño. Mantener una dieta adecuada, evitar comidas pesadas y bebidas irritantes antes de acostarse ayuda a mejorar los problemas de insomnio o el sueño interrumpido.

29. ¿Es seguro usar antiácidos a largo plazo?

Los antiácidos pueden proporcionar alivio temporal, al neutralizar el ácido del estómago, pero no abordan la causa subyacente de la gastritis. Su uso prolongado debe ser supervisado por un médico, ya que pueden afectar la absorción de nutrientes y tener otros efectos secundarios.

30. ¿Ayuda el consumo de probióticos?

Los probióticos pueden ayudar a restaurar el equilibrio saludable de la microbiota intestinal y mejorar la salud digestiva, especialmente si la gastritis está relacionada con la infección por Helicobacter pylori.

31. ¿Puede causar mal aliento?

Sí, la gastritis puede contribuir al mal aliento, especialmente si está asociada con una infección por Helicobacter pylori, que puede afectar el equilibrio bacteriano en la boca y el estómago.

32. ¿Puedo beber leche?

La leche puede proporcionar alivio temporal al revestimiento del estómago, pero también puede estimular la producción de ácido, lo que podría agravar los síntomas a largo plazo. Es recomendable consultar con un profesional de la salud para determinar si es apropiado incluir leche en tu caso particular.

33. ¿Qué papel juega el sistema inmunitario?

En algunos casos, la gastritis es causada por una respuesta autoinmunitaria en la que el sistema inmunitario ataca las células del revestimiento del estómago, causando inflamación crónica. Esta forma de gastritis se conoce como gastritis autoinmunitaria.

34. ¿Puede causar fiebre?
Aunque la fiebre no es un síntoma común de la gastritis, en casos donde la gastritis es causada por una infección (como la infección por H. pylori), podría haber fiebre asociada.

35. ¿El ayuno es recomendable?
El ayuno prolongado no suele ser recomendable para la gastritis, ya que el estómago vacío puede aumentar la producción de ácido y agravar los síntomas. Es mejor optar por comidas pequeñas y frecuentes.

36. ¿Afecta el "ayuno intermitente"?
El ayuno intermitente tiene efectos variables o mixtos en la gastritis. Para algunas personas, puede mejorar los síntomas al dar descanso al sistema digestivo, mientras que para otras, puede aumentar la acidez y la irritación, empeorando los síntomas.

37. ¿Puede causar problemas en otras partes del sistema digestivo?
Sí, si la gastritis no se trata, puede evolucionar a problemas más graves como úlceras, que pueden afectar otras partes del sistema digestivo, como el duodeno.

38. ¿Puede causar reflujo ácido?
Sí, la gastritis puede estar asociada con el reflujo ácido, ya que la inflamación del estómago puede afectar el funcionamiento del esfínter esofágico inferior, permitiendo que los ácidos del estómago regresen al esófago.

39. ¿El reflujo ácido está relacionado con la gastritis?
El reflujo ácido y la gastritis son condiciones diferentes, pero pueden ocurrir simultáneamente. El reflujo ácido puede aumentar los síntomas de la gastritis y viceversa.

40. ¿Puedo tomar suplementos vitamínicos?
Algunos suplementos vitamínicos pueden irritar el estómago, especialmente si se toman con el estómago vacío. Es mejor

consultar con un profesional de la salud sobre qué suplementos vitamínicos son convenientes si tienes gastritis.

41. ¿El uso de suplementos de enzimas digestivas es recomendable?
Las enzimas digestivas ayudan a algunas personas a mejorar la digestión y reducir la carga sobre el estómago.

42. ¿Es seguro tomar suplementos de omega-3?
Los omega-3 tienen propiedades antiinflamatorias que pueden ser beneficiosas. Sin embargo, es importante consultar a un profesional de la salud, ya que algunas personas pueden experimentar malestar estomacal.

43. ¿Es seguro consumir suplementos de vitamina C?
La vitamina C puede ser beneficiosa, pero en grandes cantidades puede irritar el estómago. Es mejor consumirla con alimentos y consultar con un especialista.

44. ¿El consumo de suplementos de calcio es seguro?
El calcio es esencial, pero algunas formas de suplementos pueden causar malestar estomacal. Es mejor optar por formas más fácilmente absorbibles y consultar a un profesional.

45. ¿Es seguro el uso de suplementos de hierro?
Los suplementos de hierro pueden ser irritantes para el estómago. Es importante tomarlos con alimentos y bajo supervisión médica para minimizar el riesgo de irritación.

46. ¿Afecta la absorción de nutrientes?
La gastritis crónica, especialmente la asociada con la atrofia gástrica, puede afectar la absorción de ciertos nutrientes, como el hierro y la vitamina B12, lo que puede llevar a deficiencias nutricionales.

47. ¿Puede provocar anemia?
Sí, la gastritis crónica, especialmente la causada por la atrofia del revestimiento del estómago, puede llevar a una mala absorción de nutrientes esenciales como el hierro y la vitamina B12, lo que puede causar anemia.

48. ¿Puede provocar fatiga?

Sí, la gastritis puede llevar a fatiga y debilidad debido a la malabsorción de nutrientes, el dolor continuo, la anemia, los trastornos del sueño o la falta de apetito.

49. ¿Puede causar problemas de absorción de fármacos?

La inflamación del estómago puede afectar la absorción de ciertos medicamentos, por lo que es importante informar al médico sobre la gastritis para ajustar tratamientos si fuera necesario.

50. ¿Puede causar mareos?

Aunque los mareos no son un síntoma directo de la gastritis, la mala absorción de nutrientes y la deshidratación asociada con problemas digestivos pueden contribuir a la sensación de mareo.

51. ¿Puede influir en la piel?

La mala absorción de nutrientes debido a la gastritis puede afectar la salud de la piel, causando sequedad, palidez o erupciones en algunos casos.

52. ¿Afecta el consumo de chocolate?

El chocolate puede aumentar la producción de ácido estomacal y relajar el esfínter esofágico inferior, lo que podría empeorar los síntomas de la gastritis en algunas personas. Es aconsejable consumirlo con moderación o evitarlo si se experimentan síntomas.

53. ¿Puede ser tratada con cirugía?

La cirugía no es un tratamiento común para la gastritis. Sin embargo, en casos muy graves donde hay complicaciones como úlceras perforadas, puede ser necesario un tratamiento quirúrgico.

54. ¿Qué papel juega la genética?

Si bien la genética puede influir en la susceptibilidad a ciertas enfermedades, la gastritis suele estar más relacionada con factores ambientales, infecciones y hábitos de vida.

55. ¿Puede ser hereditaria?

Aunque la gastritis en sí misma no suele ser hereditaria,

algunas condiciones que predisponen a la gastritis, como ciertas enfermedades autoinmunitarias, pueden tener un componente genético.

56. ¿El té verde es beneficioso?

El té verde contiene antioxidantes que posee efectos beneficiosos para la salud digestiva, pero también contiene cafeína, que puede irritar el estómago en algunas personas. Es mejor consumirlo con moderación y observar cómo reacciona tu cuerpo, u optar por variedades descafeinadas.

57. ¿Puede causar cambios en los hábitos intestinales?

La gastritis puede afectar la digestión, lo que podría resultar en cambios en los hábitos intestinales, como diarrea o estreñimiento, aunque estos no son síntomas principales.

58. ¿Qué papel juega la microbiota intestinal?

Una microbiota intestinal saludable puede ayudar a proteger el revestimiento del estómago y reducir la inflamación, mientras que un desequilibrio puede contribuir a problemas digestivos, incluida la gastritis.

59. ¿Cómo afecta el tabaco?

Fumar puede aumentar la producción de ácido estomacal y debilitar la barrera protectora del estómago, empeorando los síntomas de la gastritis y dificultando su curación.

60. ¿Siempre requiere tratamiento médico?

Aunque los casos leves de gastritis pueden resolverse con cambios en la dieta y el estilo de vida, es recomendable buscar consejo médico para determinar la causa subyacente y recibir un tratamiento, especialmente si los síntomas persisten.

61. ¿Afectan los refrescos carbonatados?

Las bebidas carbonatadas pueden aumentar la producción de ácido y causar distensión abdominal, lo que puede empeorar los síntomas de la gastritis.

62. ¿El jengibre es beneficioso?

El jengibre tiene propiedades antiinflamatorias y ayuda a aliviar las náuseas y calmar el estómago. Sin embargo, algunas personas pueden encontrarlo irritante, así que es importante probarlo en pequeñas cantidades y observar cómo reacciona tu cuerpo.

63. ¿Puede causar dolor de espalda?
Aunque no es común, el dolor de estómago severo asociado con la gastritis puede irradiarse a la espalda. Sin embargo, es importante consultar a un médico para descartar otras posibles causas de dolor de espalda.

64. ¿Puede ser causada por medicamentos?
Sí, ciertos medicamentos, especialmente los antiinflamatorios no esteroideos (AINEs) como el ibuprofeno y la aspirina, pueden irritar el revestimiento del estómago y causar gastritis.

65. ¿El ajo es perjudicial?
El ajo tiene propiedades antimicrobianas y antiinflamatorias, pero puede irritar el estómago de algunas personas con gastritis. Es mejor consumirlo en pequeñas cantidades y ver cómo afecta tus síntomas.

66. ¿Cómo afecta el alcohol?
El consumo de alcohol puede irritar y erosionar el revestimiento del estómago, empeorando los síntomas de la gastritis y dificultando su curación.

67. ¿El vinagre es beneficioso?
Aunque el vinagre puede ayudar a equilibrar el pH del estómago, puede ser irritante para el revestimiento gástrico y no se recomienda generalmente para la gastritis.

68. ¿Puede ser un factor de riesgo para otras enfermedades?
Sí, si no se trata, la gastritis crónica puede aumentar el riesgo de desarrollar úlceras estomacales, anemia por deficiencia de hierro y, en algunos casos, cáncer de estómago.

69. ¿La gastritis crónica puede llevar a cáncer de estómago?
La gastritis crónica, especialmente cuando es causada por Helicobacter pylori, puede aumentar el riesgo de desarrollar

cáncer de estómago a largo plazo. Es importante tratar adecuadamente la infección para reducir este riesgo.

70. ¿Puede causar hinchazón abdominal?
Sí, la gastritis puede causar hinchazón y sensación de plenitud debido a la inflamación del revestimiento del estómago y a la producción excesiva de gas.

71. ¿Puede causar gases?
Sí, la gastritis puede provocar una acumulación de gases en el estómago, lo que resulta en eructos o flatulencias.

72. ¿Las comidas pequeñas y frecuentes son recomendables?
Sí, comer comidas pequeñas y frecuentes ayuda a reducir la carga sobre el estómago y minimiza los síntomas de la gastritis.

73. ¿La infusión de manzanilla es beneficiosa?
La manzanilla es conocida por sus propiedades calmantes y antiinflamatorias, y ayuda a aliviar algunos síntomas de la gastritis, como el dolor y las náuseas.

74. ¿Cómo afecta el envejecimiento?
A medida que envejecemos, el revestimiento del estómago puede volverse más delgado y más susceptible a la irritación, lo que puede aumentar el riesgo de desarrollar gastritis.

75. ¿Las emociones fuertes pueden agravarla?
Las emociones fuertes como la ansiedad o el estrés no causan gastritis directamente, pero pueden exacerbar los síntomas debido a un aumento en la producción de ácido estomacal.

76. ¿Puede causar cambios en las deposiciones?
Aunque la gastritis afecta principalmente al estómago, los problemas digestivos asociados pueden llevar a cambios en las deposiciones, como diarrea o estreñimiento.

77. ¿La gastritis puede causar cambios en las heces?
Sí, la gastritis puede llevar a cambios en las heces, como heces más oscuras si hay sangrado en el estómago.

78. ¿El aloe vera es beneficioso?

El aloe vera es conocido por sus propiedades antiinflamatorias y ayuda a calmar el revestimiento del estómago. Es importante elegir productos que no contengan aloína, que puede ser irritante. Es importante consultar con un profesional de la salud antes de usarlo como tratamiento, ya que puede tener efectos adversos en algunas personas o interactuar con algunos fármacos. Encontrarás más información en el capítulo "Plantas Medicinales".

79. ¿Los medicamentos para reducir el ácido pueden causar efectos secundarios?

Sí, los inhibidores de la bomba de protones y otros fármacos para reducir el ácido pueden tener efectos secundarios, como diarrea, estreñimiento o deficiencia de nutrientes si se usan a largo plazo. Consúltalo con tu médico o farmacéutico.

80. ¿El yoga y la meditación pueden ayudar?

Prácticas como el yoga y la meditación ayudan a reducir el estrés, lo cual ayuda a aliviar indirectamente los síntomas de la gastritis al disminuir la producción de ácido estomacal y mejorar el bienestar general.

81. ¿Las alergias alimentarias pueden causar gastritis?

Aunque las alergias alimentarias no son una causa común de gastritis, pueden causar síntomas digestivos que podrían confundirse con gastritis.

82. ¿Cómo influye el ciclo menstrual?

Algunas mujeres pueden experimentar un empeoramiento de los síntomas de la gastritis durante el ciclo menstrual debido a cambios hormonales que afectan la producción de ácido estomacal y la sensibilidad gastrointestinal.

83. ¿Cómo afecta la deshidratación?

La deshidratación puede empeorar la gastritis al concentrar los ácidos en el estómago y dificultar la digestión, por lo que es importante mantener una buena hidratación.

84. ¿El consumo de agua con limón* es beneficioso?

Aunque el limón* es ácido, algunas personas encuentran que

el agua con limón en pequeñas cantidades les ayuda con la digestión. Sin embargo, puede irritar el estómago en otras, por lo que es importante probarla con precaución y evaluar la tolerancia personal. (*Acude al capítulo "Alimentos que transforman", sección "¿El limón es amigo o enemigo de la gastritis?" para mayor información)

85. ¿Cuál es el papel del ácido clorhídrico?

El ácido clorhídrico es esencial para la digestión, pero en exceso puede dañar el revestimiento del estómago y contribuir a la gastritis.

86. ¿Puede provocar vómitos?

Sí, la inflamación y la irritación del estómago pueden causar náuseas y vómitos en personas con gastritis.

87. ¿Es posible tener gastritis sin síntomas evidentes?

Sí, algunas personas pueden tener gastritis leve, en la que la inflamación está presente, pero no se experimentan síntomas evidentes.

88. ¿Cómo afecta a los niños?

Los niños pueden experimentar síntomas similares a los adultos, como dolor abdominal y náuseas. Las causas en los niños pueden incluir infecciones, uso de medicamentos y estrés.

89. ¿La miel pura de abeja es beneficiosa?

La miel pura de abeja tiene propiedades antibacterianas, antiinflamatorias, antioxidantes y antimicrobianas que pueden ser beneficiosas, pero es importante consumirla con moderación y observar cómo reacciona tu cuerpo.

90. ¿Cuál es la relación entre Helicobacter pylori y la gastritis?

H. pylori es una bacteria que puede infectar el estómago y es una de las causas más comunes de gastritis crónica. Su presencia puede llevar a la inflamación del revestimiento del estómago.

91. ¿La cúrcuma es recomendable?

La cúrcuma tiene propiedades antiinflamatorias y antioxidantes y puede ser beneficiosa para reducir la inflamación. Sin embargo, debe ser utilizada con precaución, ya que puede irritar el estómago en algunas personas.

92. ¿El consumo de sopas claras es beneficioso?
Las sopas claras son fáciles de digerir y ayudan a mantener la hidratación, por lo que pueden ser una buena opción para quienes sufren de gastritis.

93. ¿Es buena la sopa de pollo?
La sopa de pollo suele ser suave para el estómago y puede ser una buena opción para las personas con gastritis, siempre que no contenga especias fuertes o ingredientes irritantes.

94. ¿Cómo influye la postura corporal?
Mantener una buena postura y evitar acostarse inmediatamente después de comer ayuda a reducir el reflujo ácido, que puede exacerbar los síntomas de la gastritis.

95. ¿Ayuda el consumo de agua caliente?
Beber agua caliente puede ayudar a calmar el estómago al mejorar la digestión y aliviar los espasmos estomacales, pero no debe estar demasiado caliente para evitar irritaciones.

96. ¿La gastritis puede causar depresión o ansiedad?
La gastritis crónica y el dolor persistente pueden afectar la calidad de vida y contribuir a problemas de salud mental como la depresión o la ansiedad.

97. ¿El yogur es recomendable?
El yogur, en especial el que contiene probióticos, suele ser beneficioso al ayudar a equilibrar la flora intestinal, pero es importante elegir variedades bajas en grasa y sin azúcares añadidos.

98. ¿Es beneficioso el consumo de fibra?
Una dieta rica en fibra puede ayudar a mejorar la digestión y prevenir la irritación del revestimiento gástrico, pero es importante introducirla gradualmente.

99. ¿El consumo de avena es recomendable?
La avena es un alimento suave y rico en fibra soluble, que

puede ser beneficioso para el revestimiento del estómago y ayudar a reducir la acidez.

100. ¿Es recomendable el aceite de coco?
Algunas personas usan aceite de coco por sus propiedades antimicrobianas, pero su efecto varía de persona a persona. Es mejor consumirlo en pequeñas cantidades para ver cómo afecta los síntomas.

101. ¿El consumo de agua de coco es beneficioso?
El agua de coco es suave y puede ayudar a mantener la hidratación sin irritar el estómago, además de ser una fuente de electrolitos, siendo una buena opción para quienes tienen gastritis.

102. ¿El consumo de bananas es bueno?
Las bananas son suaves para el estómago y pueden ayudar a neutralizar la acidez, proporcionando un alivio leve de los síntomas de la gastritis.

103. ¿Es recomendable el consumo de plátanos?
Los plátanos son suaves y fáciles de digerir, además de ser ricos en nutrientes, lo que los hace adecuados para quienes padecen gastritis.

104. ¿Puede causar sensación de saciedad rápida?
Sí, la inflamación del revestimiento del estómago puede hacer que te sientas lleno rápidamente, incluso después de comer pequeñas cantidades de comida.

105. ¿El consumo de papaya es recomendable?
La papaya contiene papaína, una enzima que facilita la digestión y alivia el malestar estomacal, lo que la convierte en una buena opción para la mayoría de personas con gastritis. Sin embargo, el efecto en la gastritis puede variar según la sensibilidad individual.

106. ¿El consumo de arroz blanco es beneficioso?
El arroz blanco es fácil de digerir y suave para el estómago, lo que lo convierte en un alimento adecuado para quienes sufren de gastritis.

107. ¿Puede causar dolor en el pecho?
Aunque el dolor en el pecho no es un síntoma típico de la gastritis, el reflujo ácido asociado puede causar una sensación de ardor o dolor en el pecho. Es importante buscar atención médica para descartar problemas cardíacos.

108. ¿Puede causar estreñimiento?
Aunque la gastritis se asocia más comúnmente con síntomas como diarrea, también puede causar estreñimiento en algunas personas debido a cambios en la dieta o el estrés.

109. ¿El consumo de calabaza es recomendable?
La calabaza es un alimento suave y fácil de digerir que es beneficioso para las personas con gastritis.

110. ¿Puede causar sudoración excesiva?
La sudoración excesiva no es un síntoma común de la gastritis, pero puede ocurrir en respuesta al dolor o la ansiedad relacionados con la enfermedad.

111. ¿Puede causar sudoración nocturna?
Aunque no es un síntoma común, la sudoración nocturna podría ocurrir si la gastritis está relacionada con una infección o si causa un malestar significativo que afecta el sueño.

112. ¿El consumo de patata es recomendable?
Las patatas, especialmente cuando están cocidas y sin condimentos irritantes, son suaves y suelen ser bien toleradas por personas con gastritis.

113. ¿Puede causar dolor de garganta?
Aunque no es un síntoma directo, el reflujo ácido asociado con la gastritis puede irritar la garganta y causar dolor.

114. ¿El consumo de zanahorias es recomendable?
Las zanahorias son ricas en nutrientes y generalmente suaves para el estómago, lo que las hace adecuadas para personas con gastritis.

115. ¿Puede causar palpitaciones?
Las palpitaciones no son un síntoma típico de la gastritis, pero

el dolor o el estrés relacionados con la enfermedad podrían contribuir a una mayor percepción de los latidos cardíacos.

116. ¿El consumo de pescado es recomendable?

Los pescados magros, como el pescado blanco, son fáciles de digerir y pueden ser una buena fuente de proteínas para las personas con gastritis.

117. ¿Puede causar dolores de cabeza?

Aunque no es un síntoma directo, el estrés y la incomodidad asociados con la gastritis pueden contribuir a dolores de cabeza en algunas personas.

118. ¿Puede causar zumbidos en los oídos?

Los zumbidos en los oídos no son un síntoma típico de la gastritis, pero el estrés o la ansiedad relacionados con la enfermedad podrían contribuir a este síntoma.

119. ¿El consumo de alimentos al vapor es beneficioso?

Los alimentos al vapor son suaves y fáciles de digerir, lo que los convierte en una buena opción para quienes padecen gastritis.

120. ¿Qué plantas medicinales son recomendables?

Plantas como la manzanilla, el jengibre y el regaliz (en forma de DGL), entre otros, se utilizan comúnmente para aliviar los síntomas de la gastritis. Lo trataremos en el capítulo correspondiente.

121. ¿El regaliz deglicirrizinado (DGL) es seguro para la gastritis?

El DGL es una forma de regaliz que no contiene glicirricina, un compuesto que puede elevar la presión arterial. Puede ayudar a proteger el revestimiento del estómago y es considerado seguro para la mayoría de personas con gastritis.

122. ¿La menta es recomendable?

La menta puede aliviar algunas molestias estomacales, pero también puede relajar el esfínter esofágico inferior, lo que podría empeorar el reflujo en algunas personas. Debe usarse con precaución y comprobar cómo te sienta en tu caso concreto.

123. ¿Puedo usar aceite de menta para aliviar el dolor de estómago?

El aceite de menta puede ayudar a aliviar los espasmos intestinales, pero puede agravar el reflujo ácido. Debe usarse con cautela y bajo supervisión médica.

124. ¿El hinojo puede aliviar los síntomas?

El hinojo es conocido por sus propiedades carminativas y suele ayuda a aliviar la hinchazón y el malestar estomacal.

PLAN PRACTICO RECOMENDADO

A continuación, se presenta una guía completa y práctica para tratar la gastritis de manera efectiva. Este enfoque integral te ayudará a abordar los diferentes aspectos necesarios para mejorar tu bienestar gradualmente. ¡El primer paso hacia una mejor salud empieza aquí!

‣ **Descubre el origen**: Identificar las causas principales es el primer paso para abordar tu gastritis. Trabaja en reducirlas o eliminarlas progresivamente. Puedes consultar el capítulo "La gastritis", sección "Causas", donde encontrarás detalles claros y útiles sobre los factores desencadenantes y cómo gestionarlos de manera eficaz.

‣ **Suplementos**: Incorpora suplementos nutricionales que se adapten a tus necesidades específicas. En el capítulo correspondiente, descubrirás opciones adecuadas a tu condición. Puedes elegir un suplemento individual o combinar varios según la recomendación, para obtener mejores resultados. Añadir los nutrientes correctos a tu alimentación favorece una recuperación más rápida y sólida.

‣ **Fitoterapia**: Las plantas medicinales pueden ser una herramienta eficaz en tu recuperación. Explora las recetas y consejos de fitoterapia recogidos en el capítulo "Plantas medicinales". Utilizados correctamente, estos remedios naturales ayudan a aliviar los síntomas y reparar tu mucosa gástrica, mejorando tu estado de forma segura y natural.

‣ **Alimentación**: La clave para cuidar tu estómago está en la comida. En el capítulo "La gastritis", sección "Disminución de los síntomas y prevención", encontrarás orientaciones esenciales. Además, en "Alimentos que transforman" y "Zumos y Jugos", dispones de más de 50 recetas diseñadas para aliviar tus molestias y fortalecer la salud de tu sistema digestivo, todo sin renunciar a disfrutar de la comida.

▸ **Fármacos**: Si estás tomando algún medicamento y notas que tus síntomas empeoran o aparecen nuevos, no lo ignores y consulta con tu médico de inmediato. Es fundamental evaluar si tu tratamiento actual podría estar influyendo negativamente en tu salud. Tu médico podrá ajustar las dosis, cambiar el fármaco o encontrar alternativas que se adapten mejor a tu situación, ayudándote a evitar efectos indeseados y a mejorar tu bienestar.

▸ **Estilo de vida**: Tus hábitos diarios juegan un papel clave en el manejo de la gastritis. En la sección "Disminución de los síntomas y prevención", encontrarás consejos sencillos y efectivos para llevar una vida más saludable. Recuerda que pequeños ajustes en tu día a día pueden marcar grandes diferencias en tu salud.

▸ **Ejercicio físico regular**: Mantener una rutina de ejercicio no solo ayuda a equilibrar tu peso, sino que también reduce el estrés, un factor que suele agravar la gastritis. Eso sí, asegúrate de esperar al menos tres horas después de comer antes de realizar actividad física para evitar malestar.

▸ **Técnicas de relajación**: El estrés es un gran enemigo para tu estómago. Prueba a incluir prácticas como yoga, meditación o tai chi en tu rutina diaria. Estas actividades no solo relajan tu mente, sino que también calman tu cuerpo, creando un entorno óptimo para sanar de manera más eficiente.

¿Tienes otros problemas digestivos?

Si además de gastritis sufres otros problemas digestivos como reflujo, estreñimiento o SIBO, estos libros especializados podrían interesarte:

- ▸ **ESTREÑIMIENTO**. Alimentos, Suplementos y Plantas Medicinales
- ▸ **REFLUJO**. Alimentos, Suplementos y Plantas Medicinales
- ▸ **SIBO**. Alimentos, Suplementos y Plantas Medicinales

Cada pequeño esfuerzo cuenta. Escucha a tu cuerpo y avanza con confianza. Tu recuperación está en marcha, y la salud de tu estómago está al alcance de tus manos. ¡Tú puedes hacerlo!

SUPLEMENTOS NUTRICIONALES

"La salud no lo es todo, pero sin ella, todo lo demás es nada"
(Arthur Schopenhauer)

En el camino hacia la mejora de nuestra salud y calidad de vida, los suplementos nutricionales han pasado a ser un recurso cada vez más relevante. Estos productos, disponibles en una amplia variedad de formatos –como tabletas, cápsulas, polvos o líquidos fáciles de consumir–, están concebidos para complementar la alimentación diaria mediante el aporte de nutrientes esenciales que, en muchas ocasiones, son difíciles de alcanzar solo a través de los alimentos habituales. Entre sus componentes destacan las vitaminas, minerales, aminoácidos, antioxidantes y otros compuestos bioactivos, todos ellos en proporciones específicas que permiten cubrir incluso las necesidades más exigentes. Esto resulta especialmente útil en casos de dietas restrictivas, desequilibrios alimenticios o cuando el cuerpo necesita un apoyo adicional debido a demandas fisiológicas aumentadas.

Además, la utilidad de los suplementos supera su función como complemento nutricional, abarcando una amplia gama de beneficios adaptados a diferentes necesidades. Desde mejorar el rendimiento físico y aumentar los niveles de energía, hasta facilitar el día a día de quienes llevan vidas aceleradas, ofrecen soluciones prácticas y eficaces. Su importancia se acentúa en situaciones de salud más delicadas, como enfermedades, dolencias específicas o condiciones crónicas; en estos casos, además de reforzar la dieta, los suplementos pueden desempeñar un papel activo ayudando al cuerpo a recuperar funciones alteradas, aliviar ciertos síntomas y apoyar procesos de recuperación más complejos.

Saber cómo incorporar estos suplementos de manera adecuada es esencial para integrarlos eficazmente en un enfoque global de cuidado personal y terapéutico. Esto supone valorar sus beneficios desde una perspectiva científica respaldada por evidencia y, en caso necesario, bajo la orientación de un profesional de la salud. Utilizados con conocimiento y criterio, los suplementos pueden convertirse en herramientas clave para transformar tu bienestar de forma gradual, sostenible y significativa. Recuerda que cada pequeño paso encaminado al cuidado de tu cuerpo es un avance hacia sentirte mejor, con más energía y fuerza para afrontar el día a día. ¡Atrévete a dar ese paso hacia un cambio positivo!

Precauciones esenciales

Es crucial entender que los suplementos pueden tener efectos secundarios, contraindicaciones e interacciones con fármacos. Por ello, asegúrate de leer detenidamente los efectos adversos señalados al final de este capítulo. Además, considera tu estado de salud en general y evita cualquier suplemento que pueda interferir con los fármacos que estés tomando o con otros problemas de salud que ya tengas.

Suplementos nutricionales y gastritis

En el contexto de la gastritis, los suplementos nutricionales pueden ser una herramienta valiosa para apoyar la salud gástrica. Estos complementos ayudan a corregir deficiencias nutricionales, favorecen la reparación de la mucosa gástrica y reducen la inflamación, lo que contribuye significativamente al alivio de los síntomas.

En este capítulo descubrirás los suplementos nutricionales más eficaces y reconocidos para tratar la gastritis. Los hemos organizado en orden alfabético para que te sea fácil encontrarlos rápidamente. Puedes optar por seleccionar 1 o 2 de ellos, o bien considerar la "Combinaciones estratégicas de suplementos" recomendada en la sección siguiente para potenciar sus beneficios.

Curcumina

La curcumina, un compuesto activo presente en la cúrcuma, ha ganado popularidad debido a sus beneficios para la gastritis.

Beneficios:
‣ Acción antiinflamatoria: La curcumina ha demostrado tener propiedades antiinflamatorias que ayudan a reducir la inflamación en el revestimiento del estómago causada por la gastritis.

‣ Protección del revestimiento del estómago: Ayuda a fortalecer la barrera protectora del revestimiento del estómago, lo que puede prevenir el daño y la irritación causados por la gastritis.

‣ Propiedades antioxidantes: Es conocida por sus potentes propiedades antioxidantes, las cuales ayudan a combatir el estrés oxidativo y protegen las células del revestimiento estomacal contra el daño causado por los radicales libres.

Dosis recomendada:
La dosis recomendada oscila entre 300 mg a 1500 mg al día.

Posología:
Se recomienda tomar una o dos veces al día, con las comidas para mejorar su absorción.

Tiempo de acción medio:
El tiempo de acción medio puede variar, pero generalmente suele mostrar efecto en unas semanas de uso continuo.

Tiempo máximo de uso continuado recomendado:
No hay un tiempo máximo definido para el uso continuado. Sin embargo, es aconsejable consultar a un especialista si se planea usar durante más de seis meses seguidos, especialmente en dosis elevadas.

Glutamina

La glutamina es un aminoácido considerado esencial para la salud y el funcionamiento adecuado del revestimiento intestinal.

Beneficios:
‣ Reparación y mantenimiento del revestimiento intestinal: La glutamina puede desempeñar un papel importante en la

reparación y mantenimiento del revestimiento intestinal, lo cual es beneficioso para la salud del estómago y el tratamiento de la gastritis.

‣ Fortalecimiento del sistema inmunológico: La glutamina ayuda a fortalecer el sistema inmunológico y promueve la función adecuada del intestino, lo que resulta beneficioso para reducir la inflamación y mejorar la respuesta inmunitaria en casos de gastritis.

‣ Apoyo a la salud digestiva: Contribuye a la salud general del sistema digestivo, incluido el estómago, al ayudar a mantener la integridad de las células intestinales y mejorar la función de barrera del revestimiento intestinal.

Dosis recomendada:
La dosis recomendada oscila entre 7 a 14 gramos al día.

Posología:
Se recomienda tomar de 2 a 3 veces al día, preferiblemente por la mañana, después de realizar ejercicio y antes de acostarse. Es recomendable tomarlo con el estómago vacío.

Tiempo de acción medio:
El tiempo de inicio de acción puede variar, pero en general, suele mostrar efectos después de unas semanas a meses seguidos de uso continuado.

Tiempo máximo de uso continuado recomendado:
No hay un tiempo máximo establecido para el uso continuado. Se recomienda seguir las indicaciones del fabricante o consultar a un especialista si se planea utilizar durante más de seis meses seguidos, especialmente en dosis altas.

Jengibre

El jengibre es una raíz ampliamente utilizada en la cocina y en la medicina tradicional debido a sus propiedades medicinales. Se ha investigado el potencial del jengibre para aliviar los síntomas gastrointestinales y promover la salud digestiva en general.

Beneficios:
‣ Propiedades antiinflamatorias: Contiene compuestos con propiedades antiinflamatorias, que ayudan a reducir la inflamación en el revestimiento estomacal asociada con la gastritis.

‣ Alivio de los síntomas digestivos: El jengibre se ha utilizado tradicionalmente para aliviar los síntomas de malestar estomacal, como náuseas, vómitos y sensación de plenitud, que pueden estar presentes en la gastritis.

‣ Protección del revestimiento estomacal: Los compuestos del jengibre ayudan a fortalecer la barrera protectora del estómago, protegiendo así el revestimiento estomacal de posibles daños.

Dosis recomendada:
La dosis recomendada oscila entre 500 a 2000 mg al día, dependiendo de la concentración del producto.

Posología:
Se recomienda tomar una o dos veces al día, preferiblemente por la mañana y/o por la noche. Puede tomarse con o sin comida. Algunas personas prefieren tomarlo con las comidas para evitar posibles molestias estomacales.

Tiempo de acción medio:
El tiempo de inicio de acción puede variar, pero generalmente suele mostrar efecto después de unos días a unas semanas de uso continuo.

Tiempo máximo de uso continuado recomendado:
No hay un tiempo máximo establecido para el uso continuado. Se recomienda seguir las indicaciones del fabricante o consultar a un especialista si se planea utilizar durante más de seis meses seguidos.

Manzanilla

La manzanilla es una hierba medicinal conocida por sus propiedades calmantes y su uso tradicional en el tratamiento de diversos trastornos digestivos. Se ha utilizado durante mucho tiempo como remedio natural para aliviar los síntomas gastrointestinales.

Beneficios:
- Acción antiinflamatoria: La manzanilla contiene compuestos con propiedades antiinflamatorias, los cuales ayudan a reducir la inflamación en el revestimiento estomacal.

- Alivio de los síntomas digestivos: Se ha utilizado tradicionalmente para aliviar síntomas como acidez estomacal, indigestión, calambres y malestar gastrointestinal, los cuales pueden estar presentes en la gastritis.

- Efecto calmante: Tiene propiedades calmantes y ayuda a reducir la sensación de malestar y la irritación en el estómago.

Dosis recomendada:
La dosis recomendada oscila entre 300 a 1300 mg al día, dependiendo de la concentración del producto.

Posología:
Se recomienda tomar una o dos veces al día. Si se toma por la noche antes de acostarse, promueve la relajación y el sueño. Puede tomarse con o sin comida, según las preferencias personales.

Tiempo de acción medio:
El tiempo de inicio de acción puede variar, pero suele mostrar efecto después de unos días a unas semanas de uso continuo.

Tiempo máximo de uso continuado recomendado:
No hay un tiempo máximo establecido. Se recomienda seguir las indicaciones del fabricante o consultar a un especialista si se planea utilizar durante más de seis meses seguidos.

Probióticos

Los probióticos son microorganismos vivos beneficiosos que se encuentran naturalmente en nuestro sistema digestivo y pueden ser consumidos a través de alimentos o suplementos. Se ha investigado su potencial para promover la salud gastrointestinal y el equilibrio de la microbiota intestinal.

Beneficios:
‣ Restauración del equilibrio de la microbiota intestinal: La gastritis puede alterar la composición de la microbiota intestinal, lo que puede contribuir a la inflamación y los síntomas digestivos. Los probióticos ayudan a restaurar el equilibrio de las bacterias beneficiosas en el intestino, lo cual es beneficioso para la salud del estómago.

‣ Fortalecimiento del sistema inmunológico: Los probióticos estimulan y fortalecen el sistema inmunológico, lo cual es beneficioso para reducir la inflamación y mejorar la respuesta inmunitaria en casos de gastritis.

‣ Alivio de los síntomas digestivos: Estudios concluyen que los probióticos ayudan a aliviar los síntomas digestivos, como la acidez estomacal, la sensación de plenitud y las alteraciones en el tránsito intestinal, que pueden estar presentes en la gastritis.

Dosis recomendada:
La dosis recomendada puede variar dependiendo del tipo de cepa probiótica y de las necesidades individuales. Por lo general se encuentra entre 1 a 10 mil millones de UFC (unidades formadoras de colonias) al día. Sigue las instrucciones del fabricante.

Posología:
Se recomienda tomar por la mañana o por la noche. Sigue las indicaciones del fabricante.

Tiempo de acción medio:
El tiempo de inicio de acción puede variar, pero suele mostrar

efectos beneficiosos en la salud digestiva y en el equilibrio de la microbiota intestinal después de algunas semanas de uso continuo.

Tiempo máximo de uso continuado recomendado:
No hay un tiempo máximo establecido para el uso continuado, ya que son seguros para el consumo durante más de seis meses seguidos. Se recomienda seguir las indicaciones del fabricante o consultar a un especialista si se presentan efectos secundarios o si se desea utilizar más de 6 meses seguidos para mantener la salud intestinal.

Regaliz

La raíz de regaliz se ha utilizado tradicionalmente para tratar diversos problemas de salud, incluida la gastritis.

Beneficios:
- El regaliz ayuda a aliviar los síntomas de la gastritis debido a sus propiedades antiinflamatorias que calman el revestimiento del estómago.

- Ayuda a reducir la producción de ácido estomacal, lo cual puede ser beneficioso.

- Algunos estudios han demostrado que el regaliz tiene propiedades antioxidantes que protegen las células del estómago y ayudan en el tratamiento de la gastritis.

Dosis recomendada:
La dosis recomendada puede variar dependiendo de la forma de presentación y la concentración del principio activo (ácido glicirricínico), pero generalmente oscila entre 200 a 600 mg al día.

Posología:
Se recomienda tomar preferiblemente por la mañana o durante el día, con o sin comida. Es importante no consumirlo en ayunas, ya que puede irritar el estómago. La dosis diaria puede dividirse en varias tomas para facilitar su absorción.

Tiempo de acción medio:
El tiempo de inicio de acción puede variar, pero suele mostrar efecto en el sistema digestivo y en la salud respiratoria después de algunas horas de su ingesta. Para otros problemas de salud puede requerir algunas semanas a meses seguidos de uso continuado.

Tiempo máximo de uso continuado recomendado:
El uso continuado debe ser supervisado por un especialista, ya que el consumo prolongado o en exceso puede provocar efectos secundarios indeseados, como desequilibrios electrolíticos o presión arterial elevada. Se recomienda no exceder la dosis recomendada y consultar con un médico si se planea utilizar más de 6 meses seguidos.

Vitamina B12

La vitamina B12 es beneficiosa para la gastritis debido a varias razones.

Beneficios:
- La vitamina B12 ayuda a promover la salud del revestimiento del estómago al contribuir a la regeneración de las células del estómago, lo cual es beneficioso para quienes padecen gastritis.

- La vitamina B12 ayuda a reducir los síntomas de la gastritis al promover la producción de glóbulos rojos y mejorar la función del sistema nervioso, lo es beneficioso para la salud general del estómago.

- La deficiencia de vitamina B12 se ha asociado con un mayor riesgo de inflamación y daño en el revestimiento del estómago, por lo que mantener niveles adecuados de vitamina B12 es importante para prevenir o tratar la gastritis.

Dosis recomendada:
La dosis recomendada puede variar dependiendo de las necesidades individuales, pero generalmente se encuentra entre 250 a 1000 mcg al día.

Posología:
Se recomienda tomar preferiblemente por la mañana o durante el día. La vitamina B12 se absorbe mejor cuando se toma con alimentos.

Tiempo de acción medio:
El tiempo de inicio de acción puede variar, pero suele mostrar efecto después de algunas semanas de uso continuo.

Tiempo máximo de uso continuado recomendado:
El uso continuado es seguro en dosis adecuadas. Consulta a tu médico si lo quieres tomar más de 6 meses seguidos.

Zinc

El zinc ofrece varios beneficios para la gastritis debido a su papel en la salud gastrointestinal. Es un mineral esencial que desempeña un papel vital en la función y cicatrización del revestimiento del estómago.

Beneficios:
▸ Cicatrización y reparación del tejido: Es necesario para la síntesis de proteínas y la formación de tejido nuevo. Esto es especialmente importante, ya que ayuda en la cicatrización y reparación del revestimiento del estómago dañado.

▸ Fortalecimiento del sistema inmunológico: Desempeña un papel crucial en la función adecuada del sistema inmunológico. Al fortalecer el sistema inmunológico, ayuda en la protección del revestimiento estomacal contra infecciones y reduce la inflamación asociada con la gastritis.

▸ Reducción de la inflamación: El zinc tiene propiedades antiinflamatorias que ayudan a aliviar la inflamación en el estómago. Esto es especialmente beneficioso en casos de gastritis crónica, donde la inflamación persistente puede causar molestias y daño a largo plazo.

Dosis recomendada:
La dosis recomendada puede variar dependiendo de las

necesidades individuales, pero generalmente se encuentra entre 20 a 35 mg al día.

Posología:
Se recomienda tomar preferiblemente durante el día, con o sin comida. Se recomienda evitar tomarlo al mismo tiempo que otros suplementos como el calcio y el hierro, ya que pueden interferir en su absorción.

Tiempo de acción medio:
El tiempo de inicio de acción puede variar, pero suele mostrar efecto después de algunas semanas de uso continuo.

Tiempo máximo de uso continuado recomendado:
El uso continuado es seguro en dosis adecuadas. Sin embargo, se recomienda consultar a un médico si se quiere utilizar más de 6 meses seguidos, especialmente si se tienen otros problemas de salud o si se presentan efectos secundarios. Se debe tener precaución con dosis altas de zinc, ya que puede causar toxicidad.

Combinaciones estratégicas de suplementos

Al tratar la gastritis, es esencial recordar que cada suplemento ofrece beneficios únicos que contribuyen a aliviar los síntomas y a mejorar la salud gastrointestinal de manera específica. Aprovechar esta diversidad puede marcar la diferencia en tu recuperación.

Para un enfoque más estructurado y efectivo, te propongo un esquema rotativo para el uso de suplementos. A continuación, encontrarás combinaciones sugeridas que incluyen horarios de toma y tiempo recomendado de uso, diseñadas para maximizar sus beneficios y adaptarse a tus necesidades.

▸ **Fase 1: Combinación 1**
Curcumina (mañana) y glutamina (tarde).
Tiempo mínimo de uso: 4 semanas
Tiempo máximo de uso: 8 semanas

▸ **Fase 2: Combinación 2**

Jengibre (mañana) y manzanilla (tarde).
Tiempo mínimo de uso: 2 semanas
Tiempo máximo de uso: 6 semanas

▸ **Fase 3: Combinación 3**
Probióticos (mañana) y regaliz (tarde).
Tiempo mínimo de uso: 4 semanas
Tiempo máximo de uso: 12 semanas

▸ **Fase 4: Combinación 4**
Vitamina B12 (mañana) y zinc (tarde).
Tiempo mínimo de uso: 6 semanas
Tiempo máximo de uso: 10 semanas

Este orden se basa en proporcionar beneficios clave en las primeras combinaciones, centrándonos en la reducción de la inflamación y el alivio de los síntomas de la gastritis, y luego avanzando hacia la promoción de la salud gastrointestinal en general con probióticos y nutrientes esenciales como la vitamina B12 y el zinc.

Es importante recordar que la efectividad de estos suplementos puede variar de una persona a otra.

Efectos adversos, contraindicaciones e interacciones

A continuación, encontrarás información esencial sobre los posibles riesgos asociados con los suplementos recomendados para la gastritis. Es fundamental que revises esta sección con atención antes de comenzar a utilizarlos. Tu salud siempre es lo más importante.

Curcumina

▸ **Efectos secundarios**: En dosis altas, puede causar malestar estomacal, náuseas o diarrea en algunas personas.

▸ **Contraindicaciones**: Evitar en caso de cálculos biliares o en personas con obstrucción biliar.

▸ **Interacciones**: Puede interactuar con fármacos anticoagulantes, antiplaquetarios y fármacos para la diabetes.

Glutamina

▸ **Efectos secundarios**: Algunas personas pueden sentir malestar estomacal, hinchazón, dolor de cabeza, o en algunos casos, problemas musculares o articulares.

▸ **Contraindicaciones**: Evitar en caso de enfermedades renales graves, trastornos del hígado y trastornos convulsivos.

▸ **Interacciones**: Puede interactuar con algunos fármacos como los inhibidores de la absorción de ácido gamma-aminobutírico (GABA), y con fármacos usados en quimioterapia. Consulta a tu médico.

Jengibre

▸ **Efectos secundarios**: En dosis altas, puede causar acidez estomacal, diarrea o irritación gastrointestinal en algunas personas.

▸ **Contraindicaciones**: Debe evitarse en personas que tienen cálculos biliares.

▸ **Interacciones**: Puede interactuar con fármacos anticoagulantes, antiplaquetarios y fármacos para la presión arterial.

Manzanilla

▸ **Efectos secundarios**: Puede causar reacciones alérgicas en algunas personas, especialmente aquellas sensibles a las plantas de la familia Asteraceae (caléndula, achicoria, alcachofa).

▸ **Contraindicaciones**: Evita su uso si estás embarazada, amamantando, si eres alérgico a las plantas de la familia Asteraceae o si vas a someterte a una cirugía.

▸ **Interacciones**: Puede interactuar con fármacos anticoagulantes, sedantes y fármacos para la diabetes.

Probióticos

▸ **Efectos secundarios**: Puede causar molestias gastrointestinales leves como hinchazón, gases o malestar estomacal en algunas personas al principio.

▸ **Contraindicaciones**: Debe evitarse en personas con un sistema inmunitario debilitado o en personas con problemas de salud graves.

▸ **Interacciones**: Puede interactuar con algunos fármacos inmunosupresores. Consulta a tu médico.

Regaliz

▸ **Efectos secundarios**: En algunas personas puede causar presión arterial alta, retención de líquidos, desequilibrios electrolíticos o efectos hormonales.

▸ **Contraindicaciones**: Debe evitarse en caso de hipertensión, problemas cardíacos, diabetes, enfermedades renales o hepáticas, o si estás embarazada.

▸ **Interacciones**: Puede interactuar con fármacos diuréticos, corticosteroides, anticoagulantes y fármacos para la presión arterial. Consulta a tu médico.

Vitamina B12

▸ **Efectos secundarios**: En dosis muy altas, se han reportado efectos secundarios como nerviosismo, ansiedad, dolor de cabeza, náuseas o enrojecimiento de la piel.

▸ **Contraindicaciones**: No es adecuada para personas con enfermedades renales o hepáticas graves, o ciertos tipos de cáncer.

▸ **Interacciones**: Puede interactuar con algunos fármacos como los inhibidores de la bomba de protones, los antibióticos aminoglucósidos, la metformina y los anticonceptivos orales. También puede interactuar con el ácido fólico. Consulta a tu médico.

Zinc

▸ **Efectos secundarios**: En algunas personas puede producir malestar estomacal, náuseas, vómitos o diarrea.

▸ **Contraindicaciones**: No es adecuado para personas con enfermedades renales o hepáticas graves.

▸ **Interacciones**: Puede interactuar con fármacos antibióticos, diuréticos, anticonceptivos orales, y los fármacos para la osteoporosis. Altas dosis pueden interferir con la absorción de hierro y calcio. Consulta a tu médico.

ALIMENTOS QUE TRANSFORMAN

"El doctor del futuro no tratará el cuerpo humano con drogas, sino que prevendrá las enfermedades con la nutrición" (Thomas Edison)

A lo largo de la historia, nuestra alimentación ha experimentado cambios profundamente radicales, completamente distintos de los hábitos de nuestros antepasados. Hace millones de años, los primeros humanos estructuraban su dieta en torno a lo que podían recolectar o cazar, dependiendo de alimentos frescos y crudos que el entorno ponía a su alcance. Con la llegada de la agricultura y la ganadería, comenzó una nueva era en la nutrición humana, cambios que se aceleraron aún más con la Revolución Industrial. No obstante, es fundamental comprender que, mientras nuestros hábitos alimenticios evolucionaban de manera drástica, nuestra genética ha permanecido prácticamente sin cambios.

Con el tiempo, se incorporaron alimentos como los lácteos, los cereales, los azúcares refinados y los aceites vegetales, junto con el aumento de la producción intensiva de carne. Aunque estos productos han facilitado el acceso a las comidas y mejorado la practicidad en muchas ocasiones, también han sufrido modificaciones significativas en su composición nutricional. Además, los avances en la conservación de alimentos y las técnicas culinarias trajeron consigo nuevos métodos para almacenar y preparar los alimentos, transformando también su calidad.

En tiempos recientes, ha emergido un escenario preocupante: nuestras costumbres alimenticias han sido dominadas por la alimentación moderna basada en productos ultraprocesados, lo que ha contribuido al creciente aumento de enfermedades crónicas. Problemas como la obesidad, la diabetes tipo 2, la hipertensión y una larga lista de trastornos cardiovasculares y digestivos se han relacionado estrechamente con esta tendencia alimenticia. ¿Por qué ocurre esto? Principalmente porque los alimentos ultraprocesados contienen en exceso carbohidratos refinados, grasas perjudiciales, azúcares añadidos, aditivos químicos y aceites vegetales de pobre calidad. Incluso las carnes y otros productos de origen animal provenientes de sistemas de producción intensiva suelen estar cargados de elementos dañinos para la salud. Estos alimentos han desplazado las dietas tradicionales basadas en alimentos frescos y naturales, rompiendo el equilibrio que promovía el bienestar en nuestros ancestros.

Sin embargo, hay una esperanza para revertir esta realidad: realizar pequeños y conscientes cambios en nuestra alimentación puede producir grandes beneficios. Volver a una dieta equilibrada, rica en nutrientes y basada en alimentos frescos es clave para construir una base sólida de salud. Incorporar frutas, verduras frescas, tubérculos, legumbres, frutos secos y semillas es un excelente comienzo para transformar nuestra manera de nutrirnos. A pesar de ello, sigue existiendo un importante desafío: en muchas partes del mundo, el consumo de estos alimentos naturales permanece alarmantemente bajo.

Adoptar un estilo de vida basado en una alimentación consciente no solo ayuda a prevenir enfermedades asociadas con los malos hábitos dietéticos, sino que también revitaliza el cuerpo y la mente. Dar prioridad a los alimentos reales y reducir los ultraprocesados nos encamina hacia una vida más saludable, equilibrada y vigorosa. Este es el momento de reaprender el poder transformador de una dieta sana, no como una forma de restricción, sino como un acto de cuidado hacia nosotros mismos. ¡Tu salud merece ese compromiso!

Comprendiendo el vínculo entre nutrición y salud

¿Cuántas veces te has preguntado si lo que comes realmente beneficia tu bienestar? La conexión entre la alimentación y la salud es mucho más profunda de lo que solemos imaginar. Aprender a identificar los alimentos que son aliados de una buena salud y aquellos que conviene evitar según tus necesidades particulares es clave para mejorar tu calidad de vida. Este tema, lejos de ser novedoso, ha sido objeto de estudio a lo largo de siglos. Desde tiempos remotos, distintas culturas han aprovechado el poder terapéutico de la nutrición para tratar enfermedades y fortalecer el cuerpo, dejando un legado lleno de sabiduría.

Los antiguos sistemas médicos, como la medicina tradicional china, las prácticas del antiguo Egipto, Grecia y Roma, junto con el Ayurveda de la India y los tratamientos indígenas de las Américas, exploraron las propiedades restauradoras de los alimentos naturales presentes en la dieta cotidiana. Este conocimiento, transmitido de generación en generación, se fundamentaba en la creencia de que los alimentos no solo nutren, sino que también protegen, alivian e incluso curan.

Durante mucho tiempo, la medicina convencional relegó estas ideas considerándolas supersticiones sin sustento científico. A pesar de ello, las prácticas tradicionales inspiraron estudios modernos que han confirmado lo que nuestros antepasados intuían: lo que comemos tiene un impacto directo, no solo en nuestra salud física, sino también en nuestro estado emocional. Investigaciones actuales han logrado identificar compuestos en los alimentos que poseen propiedades terapéuticas, capaces de prevenir enfermedades, aliviar síntomas y mejorar el bienestar.

Los investigadores han dedicado años a estudiar cómo ciertos alimentos fortalecen el organismo y lo protegen contra afecciones crónicas. Al analizar comunidades con baja incidencia de enfermedades, han encontrado patrones alimenticios que contrastan con aquellas que sufren mayores problemas de salud. Estas observaciones han permitido comprender cómo determinados nutrientes influyen en la vitalidad y la longevidad. Por ejemplo, ciertos alimentos ofrecen beneficios específicos: propiedades antiinflamatorias que alivian el dolor crónico y los problemas articulares, efectos antimicrobianos que refuerzan el sistema inmunitario, acciones anticoagulantes que mejoran la salud cardiovascular, efectos antihipertensivos que regulan la presión arterial y compuestos que mejoran el estado de ánimo, disminuyendo la ansiedad y favoreciendo el bienestar emocional.

Lo que decides poner en tu plato no solo afecta tus niveles de energía diaria, sino también tu capacidad para recuperarte, resistir enfermedades y disfrutar de una vida plena. En contraposición, descuidar la dieta o elegir alimentos poco saludables puede agravar problemas físicos, potenciar síntomas y perjudicar tu bienestar.

Es inspirador saber que cada día tienes la oportunidad de apostar por una vida más saludable con tus decisiones alimenticias. Aunque factores externos como el clima o la contaminación escapen a tu control, tu alimentación es una herramienta esencial para cuidar tu cuerpo. Con cada ingrediente que eliges, impactas positivamente tanto tu físico como tu mente.

Saber cuáles alimentos son los más apropiados para tus necesidades específicas y cuáles podrían afectar tu salud te permitirá adaptar tu estilo de vida para lograr el equilibrio perfecto. La nutrición, como la medicina original de la humanidad, no solo es una fuente de bienestar, sino también un puente hacia nuestras raíces, que nos prepara para un futuro lleno de posibilidades.

Con esta recopilación de conocimientos, te invito a descubrir cómo la nutrición puede convertirse en tu mejor aliada para aliviar enfermedades, fortalecer el cuerpo y disfrutar de una vida más feliz. ¿Estás dispuesta/o a iniciar este camino de aprendizaje y transformación? Tu bienestar está en tus manos y cada decisión en la cocina puede abrir la puerta a una salud más plena y sostenible. Empieza hoy mismo: Nutre tu cuerpo, alimenta tu alma y vive con plenitud.

Formas de cocinar y salud

Cocinar de manera saludable es esencial para todas las personas pero adquiere una mayor importancia a partir de los 40 años. A continuación, se presentan diversas técnicas de cocina, junto con sus beneficios y riesgos para la salud:

Formas más saludables de cocinar

- **Vapor**: El método de cocción al vapor es una excelente opción para preservar los nutrientes de los alimentos, ya que no se utilizan grasas adicionales. El vapor ayuda a mantener los alimentos tiernos y jugosos, y es una forma suave de cocinar que no contribuye a la formación de compuestos dañinos.

‣ **Asado al horno**: El asado al horno es una forma saludable de cocinar, ya que no requiere el uso de aceites añadidos. Puedes asar una variedad de alimentos, como verduras, pescado y pollo, para obtener una comida nutritiva y sabrosa.

‣ **Salteado ligero**: El salteado ligero implica cocinar los alimentos rápidamente a fuego alto con un poco de aceite saludable, como el aceite de oliva virgen extra de primera presión en frío. Esta técnica permite que los alimentos se cocinen rápidamente, conservando la textura y los nutrientes.

‣ **Hervido**: El hervido es una forma saludable de cocinar, especialmente para las verduras. Al hervir las verduras, se conservan los nutrientes y se obtiene una textura tierna. Es importante no cocinar en exceso para evitar la pérdida de nutrientes.

‣ **Horneado**: El horneado es una excelente forma de cocinar alimentos sin la necesidad de añadir aceites adicionales. Puedes hornear pescado, aves, vegetales y granos enteros para obtener platos saludables y deliciosos.

Formas menos saludables de cocinar

‣ **Fritura**: La fritura implica sumergir los alimentos en aceite caliente, lo cual aumenta la cantidad de grasas saturadas y calorías. Además, la fritura a altas temperaturas genera compuestos dañinos para la salud.

‣ **Empanado y rebozado**: El empanado y rebozado de alimentos aumenta la cantidad de calorías y grasas en un plato. Los alimentos empanados suelen absorber más aceite durante la cocción, lo que resulta en una comida menos saludable.

‣ **Salsas y aderezos cremosos**: Las salsas y aderezos

cremosos a menudo contienen altas cantidades de grasas saturadas y calorías adicionales. Estas salsas pueden aumentar la inflamación y empeorar los dolores.

‣ **Parrilla a altas temperaturas**: Cocinar los alimentos a altas temperaturas en la parrilla puede generar compuestos dañinos, como hidrocarburos aromáticos policíclicos y aminas heterocíclicas, que se han relacionado con un mayor riesgo de cáncer. Además, la carne a la parrilla suele generar compuestos inflamatorios.

Recuerda que la forma en que cocines los alimentos puede tener un impacto en su valor nutricional y en cómo afectan a tu cuerpo. Es importante elegir métodos de cocción saludables para maximizar los beneficios de los alimentos y reducir los posibles efectos negativos.

Recomendaciones generales de alimentación

Si padeces gastritis, estas recomendaciones te ayudarán a aliviar los síntomas y a proteger tu estómago de manera efectiva:

‣ Realiza 4 o 5 comidas ligeras al día para evitar sobrecargar el estómago y facilitar la digestión.

‣ Come cantidades moderadas, ya que los excesos pueden aumentar la acidez y generar molestias como gases.

‣ Mantén un horario regular para tus comidas y cena al menos 2 o 3 horas antes de acostarte.

‣ Hidrátate adecuadamente bebiendo al menos 1,5 litros de agua al día, entre comidas. Si necesitas beber mientras comes, hazlo en pequeñas cantidades (solo medio vaso).

‣ Mastica bien los alimentos y come con tranquilidad. Comer deprisa o sin masticar lo suficiente suele irritar tu estómago.

‣ Evita ingerir alimentos o bebidas que estén excesivamente fríos o calientes.

- Reduce el consumo de frituras y alimentos grasos; opta por métodos de cocción más ligeros.

- Asegúrate de incluir fibra en tu dieta con cereales, legumbres, verduras y frutas frescas.

- Limita alimentos crudos como carnes y pescados (sushi o carpaccio) para prevenir infecciones bacterianas, como las de Helicobacter pylori.

- Revisa siempre el estado de los alimentos y evita consumir productos caducados o en mal estado.

- Prioriza cocciones saludables como hervir, hornear, cocinar al vapor, a la plancha o al grill, evitando las frituras.

- Modera el consumo de irritantes como café, té, bebidas gaseosas, alcohol y alimentos picantes.

- Reduce la ingesta de grasas saturadas presentes en carnes rojas, lácteos enteros y fritos.

- Prefiere opciones magras como pollo sin piel, pavo y pescados bajos en grasa como el salmón.

- Sustituye los lácteos enteros por sus versiones bajas en grasa o descremadas.

- Evita el exceso de sal, que puede agravar la acidez. En su lugar, usa condimentos suaves para realzar el sabor de tus platillos.

- Agrega a tu dieta antioxidantes presentes en frutas y verduras, que contribuyen a reducir la inflamación y mejorar la salud de tu estómago.

- Integra alimentos ricos en fibra soluble, como avena, legumbres y manzanas, que favorecen una digestión equilibrada.

- Prioriza comidas moderadas y evita las opciones rápidas o en porciones grandes. Mastica despacio para facilitar el proceso digestivo.

‣ Eleva ligeramente el cabecero de tu cama. Esto ayudará a prevenir el reflujo ácido nocturno y a mejorar tu descanso.

Recuerda, pequeños cambios en tus hábitos alimenticios marcarán una gran diferencia en tu bienestar.

Alimentos que curan según la MTC

De acuerdo con los principios de la milenaria Medicina Tradicional China, ciertos alimentos poseen propiedades terapéuticas ideales para aliviar o mejorar los síntomas de la gastritis. Aquí tienes una lista detallada de los más destacados:

Espinaca (Spinacia oleracea)

La espinaca desintoxica el tracto intestinal, restaura el pH y calma la inflamación. Se puede consumir cruda en ensaladas o como zumo. Se recomienda mezclar 6 partes de espinaca con 10 partes de zumo de zanahoria y consumir medio litro a un litro al día.

Uva (Vitis vinifera)

Comer uva negra cruda es beneficioso para la gastritis. Se recomienda consumir de medio a un kilogramo al día durante 1 a 3 días, sin ingerir ningún otro alimento. También se puede consumir en forma de zumo, ya que contiene elementos orgánicos alcalinizantes y desintoxicantes.

Vinagre "de sidra de manzana"

El vinagre de sidra de manzana contiene ácido málico, que beneficia la digestión y equilibra el pH del estómago. Se recomienda mezclar dos cucharaditas de café en un vaso de agua y tomarlo dos o tres veces al día.

Yogur

Es importante consumir únicamente yogur natural sin azúcar para tratar la gastritis.

PARA LA GASTRITIS CRÓNICA

Caña de azúcar (Saccharum officinarum)

Preparación 1: Mezclar 100 ml de jugo de caña de azúcar con 100 ml de vino de uva. Tomar por la mañana y por la noche.

Preparación 2: Mezclar 150 ml de jugo de caña de azúcar con 5 gramos de jugo de jengibre. Tomar en ayunas por la mañana.

Precauciones: Según la Medicina Tradicional China (MTC), no se debe consumir caña de azúcar si presenta un color amarillento, sabor agrio, olor fermentado o está podrida, ya que puede provocar intoxicación. Además, las personas que padecen debilidad o frío en el bazo o estómago deben tener precaución al consumirla cruda debido a su naturaleza fría.

Codorniz (Coturnix coturnix)

Preparación: Cocinar de 1 a 3 huevos de codorniz en leche hirviendo. Consumir por las mañanas.

Mandarina (Citrus reticulata)

Preparación: Poner 30 gramos de piel seca de mandarina en una plancha de cocina para chamuscarla. Luego molerla y mezclar 6 gramos del polvo de la piel con agua y azúcar moreno. Tomar dos veces al día, en ayunas, 15-30 minutos antes de comer.

Precauciones: Según la MTC, aunque la mandarina tiene una naturaleza fresca, su consumo excesivo puede aumentar fácilmente el fuego interno. Por lo tanto, no se debe consumir en abundancia si se tienen llagas bucales, defecaciones secas y duras, tos causada por factores fríos o flemas.

Manzana (Malus pumila)

Ingredientes: 1 manzana. Cómetela después de las comidas, bien lavada.

Precauciones: Según la MTC, el consumo excesivo de manzana puede causar hinchazón abdominal debido a su naturaleza fresca.

Uva (Vitis vinifera)

Ingredientes: vino tinto. Toma 15 ml de vino tinto, 2 ó 3 veces al día.

PARA LA ULCERA GASTRODUODENAL

Mandarina (Citrus reticulata)

Ingredientes: 100 gramos de piel seca de mandarina, 100 gramos de regaliz y miel.

Preparación: deja remojar el regaliz y la piel de mandarina en agua durante unas horas. Luego, cuécelo durante 20 minutos y extrae el jugo. Repite este proceso 3 veces. Después, mezcla el jugo y cocínalo a fuego lento hasta que se convierta en un jarabe espeso. Añade el doble de cantidad de miel y apaga el fuego cuando empiece a hervir. Toma 30 gramos, mezclados con agua templada, 2 veces al día.

PARA GASTRITIS CRÓNICA, GASTRITIS ANTRAL Y ÚLCERA GASTRODUODENAL

Arroz (Oryza sativa)

Ingredientes: arroz glutinoso. *Preparación*: prepara una sopa de arroz muy cocida. Tómala a diario.

Ingredientes: 100 gramos de arroz redondo no glutinoso y jugo de jengibre. *Preparación*: tuesta el arroz en una sartén hasta que se queme. Muele el arroz en polvo fino. Toma 5 gramos del polvo mezclado con jugo de jengibre antes de las comidas.

PARA GASTRITIS ACOMPAÑADA DE VÓMITOS

Ajo (Allium sativum)

Ingredientes: 2 cabezas de ajo y miel. Preparación: cuece los ajos y mézclalos con miel y agua hervida.

Precauciones: Según la MTC, no se debe consumir ajo en exceso durante mucho tiempo (más de 3 meses), ya que puede aumentar el calor interno y afectar la vista. Tampoco es recomendable abusar del ajo en casos de disfunciones estomacales.

Alimentos para la gastritis por H. pylori

A continuación, se presentan algunos de los tratamientos naturales más efectivos para combatir esta bacteria. Consúmelos durante el tiempo recomendado para cada caso y, al finalizar, realiza un examen médico para verificar si la infección ha sido eliminada por completo.

Brócoli

Ingredientes: 1 brócoli, una pizca de sal marina y 250 ml de agua hervida. *Preparación*: lava bien el brócoli. Procésalo en una licuadora junto al agua hervida y la pizca de sal. Deja una mezcla homogénea, sin grumos. Tómala por las mañanas, en ayunas; y por la noche antes de irte a dormir. Durante 1 ó 2 meses.

Nota: el brócoli tomado de esta forma no tiene ningún efecto adverso ni interacción.

Aceite esencial de hierba Luisa

Agrega entre 15 y 20 gotas del aceite esencial diluidas en medio vaso de agua después de cada comida durante 1 semana.

También puedes preparar una infusión de las hojas de la planta de hierba Luisa. En este caso, utiliza 3 ó 4 hojas. Hierve el agua, retírala del fuego y agrega las hojas. Tapa y déjalo reposar 5 minutos. Tómalo después de las comidas durante 2 semanas.

Jengibre

Esta raíz tiene propiedades bactericidas que te ayudarán a erradicarla. Tómala durante un máximo de 2 meses.

Té de jengibre. Ingredientes: 1 ó 2 gramos de jengibre pelado y 1 taza de agua. Pon el agua a hervir junto con el jengibre durante unos 5-10 minutos. Cuélalo y bébelo 1 ó 2 veces al día, como mínimo 1 hora antes de comer.

Crudo: El jengibre también puedes comerlo crudo o añadirlo a los alimentos.

Nota: Encontrarás los efectos adversos e interacciones de esta planta en el capítulo de "Plantas medicinales" de este libro. Léelo antes de tomarlo.

Regaliz

Para este problema, consúmelo durante un máximo de 2 meses. Tienes varias maneras de tomarlo:

Decocción. Ingredientes: 1 cucharadita de raíz seca y 1 vaso de agua. Pon a calentar el agua. Cuando comience a hervir añade el regaliz y déjalo hervir 10-15 minutos. Retira del fuego, y déjalo reposar 10-15 minutos más. Endulza con stevia. Toma 2 ó 3 tazas al día.

Té frío de regaliz. Ingredientes: 1-2 cucharaditas de raíz rayada de regaliz. Preparación: deja el regaliz en remojo en un recipiente con agua fría durante 12 horas. Bebe una taza cada día durante 4 a 8 semanas.

Infusión de regaliz. Ingredientes: 1 cucharada pequeña de raíz seca triturada y 1 vaso de agua. Hierve el agua y retírala del fuego. Añade el regaliz y tapa durante 10 minutos. Toma 2 ó 3 tazas al día.

También puedes chupar o morder la raíz directamente.

¿El limón es amigo o enemigo de la gastritis?

El papel del limón en la gastritis es un tema que ha generado un amplio debate en el ámbito de la salud y la nutrición. Para comprender esta controversia, es clave analizar los siguientes aspectos:

▸ Propiedades del limón

El limón es una fruta cítrica ampliamente conocida por su alto contenido de vitamina C y antioxidantes. Tiene un pH ácido, generalmente alrededor de 2 a 3, lo que lo hace bastante ácido en comparación con otros alimentos. Este nivel de acidez es lo que ha generado controversia en relación con su impacto en condiciones gástricas como la gastritis.

Además de la vitamina C, el limón contiene compuestos bioactivos como flavonoides, que tienen propiedades antiinflamatorias y antioxidantes. En el ámbito de la medicina popular, el limón ha sido utilizado para desintoxicar el cuerpo, mejorar la digestión y fortalecer el sistema inmunológico.

> **Controversia: ¿El limón agrava o alivia la gastritis?**

La controversia radica en si el consumo de limón puede agravar o aliviar los síntomas de la gastritis. Por un lado, algunos profesionales de la salud argumentan que debido a su acidez, el limón puede irritar aún más la mucosa gástrica inflamada, empeorando los síntomas de la gastritis. Esta perspectiva se basa en la noción de que los alimentos ácidos pueden incrementar la producción de ácido gástrico, lo que podría exacerbar la inflamación y el dolor.

Por otro lado, hay quienes sostienen que, a pesar de su acidez externa, el limón tiene un efecto alcalinizante en el cuerpo una vez metabolizado. Según esta teoría, el consumo de limón podría potencialmente equilibrar el pH del cuerpo y, por ende, ayudar a calmar la mucosa gástrica. Además, los antioxidantes y flavonoides presentes en el limón podrían tener un efecto protector y regenerativo sobre el revestimiento del estómago.

> **Evidencia científica**

La evidencia científica sobre el impacto del limón en la gastritis es limitada y a menudo contradictoria. Algunos estudios han explorado los efectos de los cítricos en general sobre la salud gástrica, pero pocos se han centrado específicamente en el limón. La falta de estudios controlados y de alta calidad dificulta sacar conclusiones definitivas.

Un estudio publicado en una revista médica investigó el efecto de diferentes alimentos ácidos en personas con gastritis y encontró que algunas personas experimentaron un aumento en los síntomas después de consumir cítricos, incluyendo el limón. Sin embargo, estos efectos no fueron universales y variaron significativamente entre los individuos.

Por otro lado, investigaciones sobre los efectos antiinflamatorios de los flavonoides concluyen que podría haber un beneficio potencial en el consumo de alimentos ricos en estos compuestos para condiciones inflamatorias, aunque la aplicación directa a la gastritis requiere más investigación.

▸ **Consideraciones individuales**
La respuesta al consumo de limón puede variar ampliamente entre personas con gastritis. Factores como la causa subyacente de la gastritis, la presencia de otras condiciones de salud, y la sensibilidad individual a los alimentos ácidos juegan un papel crucial en determinar cómo una persona puede reaccionar al limón.

▸ **Alternativas al limón**
Para aquellos que encuentren que el limón empeora sus síntomas de gastritis, hay alternativas que pueden ofrecer beneficios similares sin la acidez. Alimentos como la papaya, que contiene enzimas digestivas naturales, o el jengibre, conocido por sus propiedades antiinflamatorias, pueden ser opciones valiosas para mejorar la digestión y reducir la inflamación gástrica.

▸ **Conclusión**
La controversia sobre el limón y la gastritis refleja la complejidad de las interacciones entre los alimentos y la salud digestiva. Mientras que algunas personas pueden experimentar beneficios del consumo de limón, otras pueden encontrar que agrava sus síntomas.

En resumen, el impacto del limón en la gastritis varía entre personas, y es importante escuchar tu cuerpo al incorporarlo en tu dieta habitual.

Alimentos y bebidas beneficiosos
Llevar una alimentación adecuada es fundamental para aliviar los síntomas de la gastritis y favorecer la recuperación del revestimiento gástrico. A continuación, encontrarás una selec-

ción de alimentos y bebidas recomendados por sus propiedades beneficiosas:

- **Alimentos ricos en fibra**: Los alimentos ricos en fibra pueden ayudar a aliviar los síntomas de la gastritis y promover la salud digestiva. Las frutas y verduras frescas, como peras, manzanas, plátanos, zanahorias y espinacas, son excelentes fuentes de fibra. Además, los cereales integrales, como el arroz integral, la avena y el pan integral, también son opciones saludables.

- **Proteínas magras**: Opta por fuentes de proteínas magras, como pollo, pavo, pescado y tofu. Estas proteínas son más fáciles de digerir en comparación con las carnes grasas y pueden ayudar a reparar y regenerar el revestimiento del estómago.

- **Lácteos bajos en grasa**: Los productos lácteos bajos en grasa, como el yogur bajo en grasa y el queso cottage, pueden ser bien tolerados en caso de gastritis. Estos alimentos proporcionan proteínas y calcio, pero asegúrate de verificar que no contengan sabores o aditivos que puedan irritar el estómago.

- **Alimentos ricos en omega-3**: Los ácidos grasos omega-3 tienen propiedades antiinflamatorias y pueden ser beneficiosos para la gastritis. El pescado graso, como el salmón, el atún y las sardinas, son excelentes fuentes de omega-3. También puedes incorporar semillas de chía, nueces y aceite de oliva en tu dieta.

- **Alimentos blandos y fáciles de digerir**: Durante los episodios de gastritis, es recomendable optar por alimentos blandos y fáciles de digerir. Por ejemplo, sopas suaves, purés de verduras, compotas de frutas y papillas pueden proporcionar nutrientes sin ejercer una carga excesiva en el estómago.

- **Infusiones de hierbas**: Algunas infusiones de hierbas después de comer ayudan a aliviar los síntomas de la gastritis. La infusión de manzanilla, la infusión de jengibre y la infusión de regaliz, por ejemplo, tienen propiedades calmantes y ayudan a reducir la inflamación y el malestar estomacal.

▸ **Agua**: Mantenerse bien hidratado es fundamental para una buena salud digestiva. El agua puede diluir el ácido estomacal y ayudar a aliviar los síntomas de la gastritis. Bebe agua a temperatura ambiente y evita las bebidas frías o calientes, ya que pueden desencadenar molestias.

▸ **Probióticos**: Los alimentos ricos en probióticos, como el yogur probiótico, el kéfir y el chucrut, contienen bacterias beneficiosas que pueden promover un equilibrio saludable en el sistema digestivo. Los probióticos ayudan a reducir la inflamación y mejorar la salud de la mucosa del estómago.

Cada organismo es único y puede reaccionar de forma distinta a los alimentos. Lo que beneficia a una persona puede no ser adecuado para otra. Por eso, es esencial prestar atención a las señales de tu cuerpo, identificar los alimentos que te hacen sentir bien y aquellos que deberías evitar.

Para facilitar este proceso, considera llevar un diario alimenticio. Anota lo que consumes a diario y evalúa cómo impacta en tu digestión y bienestar. Este hábito te ayudará a tomar decisiones más acertadas en tu camino hacia una mejor salud digestiva.

Alimentos y bebidas desaconsejados

Para reducir los síntomas de la gastritis y favorecer la sanación del estómago, es crucial eliminar o reducir significativamente el consumo de elementos que suelen irritar o inflamar el revestimiento gástrico. Estos incluyen:

▸ **Alimentos grasos**: Los alimentos ricos en grasas, como las frituras, la carne grasa y los productos lácteos enteros, pueden aumentar la producción de ácido estomacal y empeorar los síntomas de la gastritis. Es recomendable optar por opciones más magras, como carnes magras, productos lácteos bajos en grasa y preparaciones cocidas al horno o al vapor en lugar de fritas.

▸ **Alimentos ácidos**: Los alimentos ácidos, como los cítricos (limones, naranjas, pomelos), los tomates y sus derivados (salsas de tomate, jugos), pueden irritar el revestimiento del estómago y aumentar la acidez estomacal. Se sugiere limitar el consumo de estos alimentos y optar por alternativas menos ácidas.

▸ **Bebidas con cafeína**: El café, el té, los refrescos y las bebidas energéticas que contienen cafeína pueden aumentar la acidez estomacal y empeorar los síntomas de la gastritis. Es aconsejable limitar o evitar su consumo y optar por alternativas sin cafeína, como infusiones de hierbas o agua.

▸ **Bebidas alcohólicas**: El alcohol puede irritar el revestimiento del estómago y aumentar la producción de ácido estomacal, lo que puede exacerbar los síntomas de la gastritis. Se recomienda evitar por completo el consumo de alcohol durante el tratamiento de la gastritis.

▸ **Alimentos picantes**: Los alimentos muy picantes, como el chile, el curry y las salsas picantes, pueden irritar el estómago y provocar síntomas de acidez estomacal y malestar. Es mejor evitar los alimentos extremadamente picantes y optar por opciones más suaves y menos irritantes.

▸ **Alimentos procesados**: Los alimentos procesados, como las comidas rápidas, los embutidos y los alimentos precocinados, a menudo contienen altos niveles de grasas saturadas, aditivos y conservantes, que pueden desencadenar o empeorar la inflamación del estómago. Se sugiere priorizar alimentos frescos y naturales en lugar de opciones procesadas.

▸ **Alimentos cítricos**: Además de los cítricos mencionados anteriormente, es importante evitar otros alimentos ácidos como el vinagre, la piña y las bayas ácidas. Estos alimentos pueden irritar el revestimiento del estómago y aumentar la producción de ácido gástrico.

▸ **Alimentos ricos en especias**: Las especias fuertes como el pimiento, la pimienta negra, el ajo y la cebolla pueden desencadenar síntomas de acidez estomacal y malestar en personas con gastritis. Se recomienda reducir su consumo o evitarlos por completo.

‣ **Alimentos fritos y grasosos**: Los alimentos fritos, como las papas fritas, las empanadas y los alimentos rebozados, pueden ser difíciles de digerir y agravar la inflamación del estómago. Además, los alimentos grasosos, como las carnes grasas y los productos lácteos enteros, pueden aumentar la producción de ácido estomacal y empeorar los síntomas de la gastritis.

‣ **Bebidas gaseosas**: Las bebidas carbonatadas, como los refrescos y las aguas con gas, pueden causar distensión abdominal y aumentar la presión en el estómago, lo que puede agravar los síntomas de la gastritis. Es mejor optar por agua sin gas u otras bebidas no carbonatadas.

‣ **Chocolate y productos de cacao**: El chocolate contiene cafeína y grasas, que pueden desencadenar síntomas de acidez estomacal y empeorar la gastritis en algunas personas. Además, el chocolate negro y el cacao en polvo son ricos en compuestos estimulantes, como la teobromina, que pueden aumentar la producción de ácido en el estómago.

‣ **Alimentos con alto contenido de sal**: Los alimentos ricos en sal, como los alimentos procesados, las comidas rápidas y los snacks salados, pueden irritar el revestimiento del estómago y agravar los síntomas de la gastritis. Se recomienda reducir el consumo de sal y optar por alimentos frescos y sin sal añadida.

Es fundamental tener en cuenta que cada persona puede reaccionar de manera distinta a ciertos alimentos y bebidas. Mientras que algo puede agravar los síntomas de una persona, en otra puede no generar molestia alguna.

Apoyo para la gastritis: Recetas fáciles y deliciosas

¿Sufres de gastritis y buscas opciones sabrosas que te hagan sentir bien? Aquí encontrarás recetas rápidas, sencillas y nutritivas, ideales para cuidar tu estómago sin renunciar al placer de comer. Dicho esto, recuerda que cada cuerpo es único: escucha a tu organismo y adapta estas preparaciones según tus necesidades y tolerancias. ¡Tu bienestar siempre es lo más importante!

Desayunos

1. Tazón de avena: Prepara avena con agua o leche baja en grasa. Agrega plátano en rodajas, bayas frescas y una cucharada de miel.

2. Pan tostado con aguacate: Tuesta una rebanada de pan integral y úntala con aguacate machacado. Agrega un poco de sal y pimienta al gusto.

3. Yogur con frutas: Elige un yogur bajo en grasa y sin azúcar añadida. Añade trozos de fruta suave, como plátanos o mango.

4. Tostada de pan integral con mermelada sin azúcar: Tuesta una rebanada de pan integral y úntala con una mermelada sin azúcar añadida, como la de frutas del bosque.

5. Batido de plátano y jengibre: Mezcla un plátano maduro, medio vaso de leche de almendras sin endulzar, una pizca de jengibre fresco rallado y una cucharada de semillas de chía.

6. Huevos revueltos con espinacas: Cocina dos claras de huevo en una sartén antiadherente y añade un puñado de espinacas frescas. Sazona con sal y pimienta al gusto.

7. Panqueques de avena: Mezcla avena molida, claras de huevo, leche baja en grasa y una pizca de canela. Cocina los panqueques en una sartén antiadherente y sírvelos con frutas frescas.

8. Smoothie de piña y coco: Mezcla piña fresca, leche de coco sin azúcar, yogur griego bajo en grasa y hielo. Añade un poco de miel si deseas más dulzura.

9. Tostada de centeno con salmón: Tuesta una rebanada de pan de centeno y úntala con queso crema bajo en grasa. Agrega láminas de salmón ahumado y un poco de eneldo fresco.

Recuerda que es recomendable comer porciones pequeñas y comer lentamente para facilitar la digestión.

Almuerzos

1. Pollo al horno con verduras al vapor: Hornea pechugas de pollo sazonadas con hierbas suaves y sirve con una guarnición de verduras al vapor, como brócoli, zanahorias y calabacines.

2. Arroz integral con pescado a la parrilla: Prepara arroz integral y acompáñalo con filetes de pescado a la parrilla sazonados con un poco de limón* y especias suaves.

3. Ensalada de quinoa y vegetales: Mezcla quinoa cocida con pepino, tomate, pimiento y unas hojas de espinacas. Aliña con un aderezo suave de aceite de oliva y un poco de limón*.

4. Sopa de verduras: Prepara una sopa suave y reconfortante con caldo de pollo bajo en grasa, zanahorias, apio, calabaza y un poco de arroz blanco.

5. Pavo al horno con puré de papas: Hornea una pechuga de pavo sazonada con hierbas suaves y sírvela con un puré de papas suave y ligero.

6. Tortilla de claras de huevo con espinacas: Haz una tortilla con claras de huevo y añade espinacas salteadas. Acompaña con una rebanada de pan integral.

7. Batido de plátano y avena: Mezcla plátano maduro, avena, yogur natural sin grasa y un poco de miel en la licuadora para obtener un batido suave y nutritivo.

8. Puré de calabaza y zanahoria: Cuece calabaza y zanahorias, luego tritúralas hasta obtener un puré suave. Puedes añadir un poco de jengibre para darle más sabor.

9. Pescado al horno con rodajas de limón* y hierbas: Hornea filetes de pescado con rodajas de limón* y hierbas suaves como el perejil. Acompaña con una porción de arroz blanco.

10. Ensalada de pollo y aguacate: Mezcla trozos de pollo a la parrilla con aguacate, hojas de espinacas, tomate cherry y aliña con un aderezo suave de aceite de oliva y un poco de limón*.

11. Salmón al horno con espárragos: Hornea filetes de salmón con un poco de limón* y hierbas suaves, como eneldo, y acompaña con espárragos al vapor o al horno.

12. Tacos de pavo y aguacate: Utiliza pavo molida cocida con especias suaves para rellenar tortillas de maíz o envolturas de lechuga. Añade aguacate en rodajas y un poco de salsa suave.

13. Batido de plátano y fresas: Mezcla plátano maduro, fresas, yogur natural sin grasa y un poco de miel en la licuadora para obtener un batido refrescante y suave.

14. Puré de patatas y zanahorias: Cocina y tritura patatas y zanahorias para hacer un puré suave y reconfortante. Puedes añadir un poco de caldo de verduras para darle más sabor.

15. Huevos revueltos con espinacas: Prepara huevos revueltos con espinacas frescas y un poco de queso suave. Acompaña con una rebanada de pan integral tostado.

16. Arroz con pollo y vegetales: Cocina arroz integral con trozos de pollo a la parrilla y verduras como brócoli, zanahorias y guisantes. Condimenta con hierbas suaves.

17. Puré de manzana y pera: Cocina manzanas y peras hasta que estén suaves, luego tritúralas para hacer un puré natural y suave. Puedes añadir un toque de canela si lo deseas.

18. Pechuga de pollo a la plancha con quinoa: Prepara una pechuga de pollo a la plancha sazonada con hierbas suaves y sírvela con quinoa cocida y un poco de brócoli al vapor.

19. Ensalada de atún y aguacate: Mezcla atún enlatado con aguacate, tomate, pepino y hojas verdes. Aliña con un aderezo suave de aceite de oliva y un poco de limón*.

20. Lentejas con zanahorias y calabacines: Prepara un guiso suave de lentejas cocidas con zanahorias y calabacines. Añade un poco de tomate triturado y condimenta con hierbas suaves.

21. Pavo en salsa de yogur y hierbas: Cocina tiras de pavo con una salsa suave de yogur natural y hierbas como el cilantro. Sirve con arroz blanco o integral.

22. Batido de plátano y espinacas: Mezcla plátano maduro, espinacas frescas, yogur natural sin grasa y un poco de miel para obtener un batido rico en nutrientes.

23. Puré de brócoli y coliflor: Cuece brócoli y coliflor hasta que estén tiernos, luego tritúralos para obtener un puré suave y nutritivo. Puedes añadir un poco de caldo de verduras para darle más sabor.

24. Tortilla de espinacas y queso: Prepara una tortilla con claras de huevo, espinacas frescas y queso bajo en grasa. Acompaña con una ensalada suave de pepino y tomate.

25. Salmón al vapor con salsa de eneldo: Cocina filetes de salmón al vapor con rodajas de limón* y una salsa suave de eneldo y un poco de limón*. Sirve con una porción de arroz integral.

26. Puré de batata y zanahoria: Cocina batatas y zanahorias hasta que estén suaves, luego tritúralas para hacer un puré cremoso y reconfortante. Puedes añadir un toque de jengibre para darle más sabor.

27. Pechuga de pavo con puré de calabacín: Hornea una pechuga de pavo sazonada con hierbas suaves y sirve con un puré de calabacín suave y ligero.

28. Ensalada de garbanzos y tomate: Mezcla garbanzos cocidos con tomate, pepino, pimiento y cebolla. Aliña con aceite de oliva, una pizca de comino y un poco de limón*.

29. Arroz con verduras al curry: Cocina arroz integral y mézclalo con verduras cocidas al vapor, como zanahorias, guisantes y calabacines, sazonadas con una salsa de curry suave.

30. Pollo a la parrilla con ensalada de pepino: Prepara pechugas de pollo a la parrilla con hierbas suaves y acompáñalas con una ensalada fresca de pepino y un poco de limón*.

31. Batido de plátano y almendras: Mezcla plátano maduro, almendras, yogur natural sin grasa y un poco de miel en la licuadora para obtener un batido cremoso y nutritivo.

(*Acude al capítulo "Alimentos que transforman", sección "¿El limón es amigo o enemigo de la gastritis?" para mayor información)

Meriendas

1. Batido de plátano y espinacas: Mezcla un plátano maduro, una taza de espinacas frescas, medio vaso de leche baja en grasa y una cucharada de miel.

2. Tortitas de arroz con mantequilla de almendras: Unta tortitas de arroz integral con una capa fina de mantequilla de almendras natural.

3. Rodajas de manzana con queso cottage: Corta una manzana en rodajas y combínala con queso cottage bajo en grasa.

4. Palitos de zanahoria con hummus: Corta zanahorias en palitos y acompáñalos con hummus casero o comprado sin picante.

5. Rollitos de pavo y aguacate: Envuelve una loncha de pavo bajo en grasa alrededor de una rodaja de aguacate. Puedes añadir un poco de mostaza suave si lo deseas.

6. Gelatina de frutas: Prepara gelatina sin azúcar siguiendo las instrucciones del paquete y añade trozos de frutas suaves, como melocotón en almíbar o fresas.

7. Puñado de nueces: Las nueces son una opción saludable para merendar. Elige nueces naturales sin sal y disfrútalas en pequeñas cantidades.

8. Rollitos de lechuga con pollo: Envuelve láminas de pollo a la parrilla en hojas de lechuga y añade rodajas de pepino y zanahoria. Puedes condimentar con aceite de oliva y un poco de limón*.

9. Compota de manzana: Cocina manzanas peladas y cortadas en trozos con un poco de agua y canela hasta que estén suaves. Tritura hasta obtener una compota suave y disfrútala fría o tibia.

Cenas

1. Pechuga de pollo al horno con vegetales al vapor: Hornea una pechuga de pollo condimentada con hierbas suaves y acompáñala con una porción de vegetales al vapor como brócoli, zanahorias y calabacines.

2. Salmón a la parrilla con puré de patatas y espinacas: Prepara un filete de salmón a la parrilla con un poco de limón* y acompáñalo con un puré suave de patatas y espinacas cocidas.

3. Ensalada de quinoa con pollo y aguacate: Mezcla quinoa cocida con trozos de pollo a la parrilla, aguacate en rodajas, tomate y pepino. Aliña con aceite de oliva y un poco de limón*.

4. Tortilla de claras de huevo con espinacas y champiñones: Prepara una tortilla con claras de huevo, espinacas frescas y champiñones. Acompaña con una ensalada suave de pepino y tomate.

5. Pasta integral con pollo y verduras al vapor: Cocina pasta integral y mézclala con tiras de pollo a la parrilla y vegetales al vapor como pimientos, brócoli y zanahorias. Aliña con un poco de aceite de oliva.

6. Sopa de verduras y pollo: Prepara una sopa suave de verduras con trozos de pollo cocido, como zanahorias, calabacines, apio y cebolla. Puedes sazonar con hierbas suaves como perejil.

7. Pescado al horno con verduras asadas: Hornea filetes de pescado blanco con un poco de limón* y una pizca de pimienta, y acompáñalos con verduras asadas como pimientos, berenjenas y calabacines.

8. Ensalada de quinoa con salmón ahumado: Mezcla quinoa cocida con salmón ahumado en trozos, aguacate, tomate cherry y pepino. Aliña con una vinagreta suave de aceite de oliva y un poco de limón*.

9. Puré de garbanzos con pollo a la parrilla: Tritura garbanzos cocidos con ajo, algo de limón* y comino para hacer un puré suave. Sirve con pechugas de pollo a la parrilla y una ensalada fresca.

10. Rollitos de pechuga de pavo con espinacas y queso: Envuelve espinacas frescas y queso bajo en grasa en una pechuga de pavo y hornea hasta que esté cocido. Acompaña con una ensalada verde.

11. Curry de lentejas con arroz integral: Prepara un curry suave de lentejas con tomate, cúrcuma y jengibre, y sírvelo con una porción de arroz integral.

12. Ensalada de pollo y manzana: Mezcla pollo a la parrilla en trozos con manzana en cubos, nueces y lechuga. Aliña con una vinagreta de mostaza y miel.

13. Pavo al horno con puré de calabaza: Prepara una pechuga de pavo al horno con hierbas suaves y sirve con un puré suave de calabaza y zanahoria.

14. Ensalada de quinoa y aguacate: Mezcla quinoa cocida con aguacate en cubos, tomate cherry, pepino y hojas verdes. Aliña con aceite de oliva y un poco de limón*.

15. Sopa de calabacín y zanahoria: Cocina calabacines y zanahorias en caldo de verduras, luego tritura para hacer una sopa suave y reconfortante.

16. Pollo en salsa de yogur: Cocina pechugas de pollo a la plancha y sírvelas con una salsa suave de yogur natural, un poco de limón* y hierbas como el cilantro.

17. Ensalada de garbanzos y pepino: Mezcla garbanzos cocidos con pepino, tomate, cebolla y pimiento. Aliña con aceite de oliva, un poco de limón, y un poco de comino.

18. Puré de batata y zanahoria con salmón al horno: Prepara un puré cremoso de batata y zanahoria y sírvelo con un filete de salmón al horno con eneldo y un poco de limón*.

19. Tortilla de calabacín y queso: Prepara una tortilla con calabacín rallado, queso bajo en grasa y hierbas frescas. Acompaña con una ensalada suave de lechuga y pepino.

20. Pasta integral con salsa de tomate y pollo: Cocina pasta integral y mézclala con una salsa suave de tomate, trozos de pollo a la plancha y espinacas frescas.

21. Sopa de pollo y verduras: Prepara una sopa con caldo de pollo, trozos de pollo cocido, zanahorias, apio y cebolla. Puedes añadir un poco de arroz integral para mayor sustancia.

22. Filete de merluza al horno con puré de brócoli: Hornea un filete de merluza con un poco de limón* y hierbas y acompáñalo con un puré suave de brócoli.

23. Ensalada de lentejas con vegetales asados: Mezcla lentejas cocidas con vegetales asados como pimientos, berenjenas y calabacines. Aliña con aceite de oliva.

24. Tortillas de maíz con pollo desmenuzado y aguacate: Prepara tortillas de maíz rellenas de pollo desmenuzado, aguacate en rodajas y un poco de cilantro fresco.

25. Salmón al horno con espárragos y patatas: Prepara

filetes de salmón al horno con eneldo y un poco de limón*, y sírvelos con espárragos al vapor y patatas cocidas en gajos.

26. Ensalada de quinoa con vegetales a la parrilla: Mezcla quinoa cocida con vegetales a la parrilla como calabacín, pimientos y champiñones. Aliña con una vinagreta suave de hierbas frescas y un poco de limón*.

27. Pechuga de pollo rellena de espinacas y queso feta: Rellena pechugas de pollo con espinacas frescas y queso feta, hornea y acompaña con una ensalada verde.

28. Pasta de trigo integral con pollo y brócoli al vapor: Prepara pasta de trigo integral y mézclala con trozos de pollo a la parrilla y brócoli al vapor. Aliña con un poco de aceite de oliva y ajo.

29. Ensalada de garbanzos con atún y pepino: Combina garbanzos cocidos con atún enlatado al natural, pepino en cubos y pimientos. Aliña con hierbas frescas y un poco de limón*.

30. Sopa cremosa de calabaza y zanahoria: Cocina calabaza y zanahorias en caldo de verduras, tritura hasta obtener una textura cremosa y añade un toque de jengibre.

31. Hamburguesas de pavo con ensalada fresca: Prepara hamburguesas de pavo con hierbas suaves y ajo, y sírvelas con una ensalada fresca de lechuga, tomate y pepino. Puedes sustituir el pan por hojas de lechuga para hacerla más ligera.

Adapta siempre las recetas a tus necesidades y tolerancias individuales, porque lo más importante es tu bienestar. Espero que estas propuestas sean útiles, sabrosas y te inspiren a disfrutar de cenas saludables que te ayuden a mantener tu gastritis y reflujo bajo control.

¡Disfruta de cada bocado y cuida de tu salud con cariño!

ZUMOS Y JUGOS

"Las fuerzas naturales dentro de nosotros son los verdaderos sanadores de la enfermedad" (Hipócrates)

Los alimentos crudos, también llamados alimentos 'vivos', son una fuente excepcional de vitaminas, minerales, fibra, oligoelementos, enzimas y otros compuestos beneficiosos que protegen nuestra salud. Incorporarlos en la rutina alimentaria no solo ayuda a prevenir enfermedades, sino que también mejora síntomas asociados con diversos trastornos, retrasa el envejecimiento, regula la flora intestinal y aporta energía y vitalidad.

Además de consumir ensaladas, frutas enteras y frutos secos, una de las formas más sencillas y cómodas de garantizar este aporte diario es mediante la preparación de zumos, batidos y jugos caseros. Estas bebidas son una alternativa ideal para quienes no disfrutan de consumir frutas y verduras directamente, ofreciendo una manera deliciosa y nutritiva de integrar estos alimentos esenciales. En un mundo dominado por alimentos ultraprocesados y toxinas, necesitamos más que nunca buenos nutrientes que favorezcan la desintoxicación del organismo y mantengan la salud en equilibrio.

Una práctica común entre muchas personas es utilizar solo frutas para preparar sus zumos y batidos, pasando por alto las extraordinarias propiedades de las verduras y hortalizas. Incorporarlas no solo aporta variedad y mayor valor nutricional, sino que también potencia los beneficios de estas preparaciones, que destacan por sus capacidades antioxidantes, remineralizantes, tonificantes y alcalinizantes. Estas cualidades ayudan a equilibrar el organismo, rejuvenecer las células y mejorar el bienestar general. Además, incluir verduras y hortalizas permite reducir el índice glucémico, aumentar la sensación de saciedad y optimizar los beneficios para la salud.

Es importante destacar que la mayoría de los zumos disponibles en supermercados y tiendas están lejos de ser opciones saludables. Normalmente, estos productos industriales contienen cantidades excesivas de azúcares añadidos, edulcorantes, conservantes y otros aditivos químicos que resultan perjudiciales. Por otro lado, los procesos de pasteurización eliminan gran parte de las vitaminas y enzimas esenciales, y muchas carecen de fibra debido a su alto nivel de refinamiento. En muchos casos, contienen muy poca fruta real, convirtiéndose así en productos altamente procesados y carentes de valor nutricional.

Otro aspecto preocupante es su elevado índice glucémico, capaz de provocar picos de azúcar en la sangre, favorecer el aumento de peso y generar alteraciones metabólicas a largo plazo. Por estas razones, la mejor manera de disfrutar de zumos y batidos saludables es elaborarlos en casa, empleando ingredientes frescos, naturales y de calidad, garantizando así una bebida rica en nutrientes y beneficios reales para nuestro cuerpo.

Para mantener un cuerpo sano y lleno de energía, incorporar la ingesta diaria de zumos frescos de frutas, verduras y hortalizas es una práctica ideal. La amplia variedad de combinaciones posibles no solo proporciona sabor y frescura, sino que también ofrece ventajas específicas para afecciones como la artritis, gracias a nutrientes clave que favorecen el bienestar integral. Convertir esta costumbre en un hábito cotidiano puede transformar tu salud, revitalizarte y mejorar tu calidad de vida. ¡Atrévete a probarlo y siente la diferencia!

Zumos y jugos: Descubre su poder

Incorporar licuados o batidos en tu dieta puede ser una decisión excelente para tu salud. A continuación, se destacan algunos de sus beneficios más relevantes:

> **Cumplimiento de la ingesta recomendada de frutas y verduras**: Los licuados y batidos son una forma práctica y deliciosa de alcanzar las 5 raciones diarias recomendadas de frutas y verduras, asegurando una amplia gama de nutrientes

esenciales para nuestro cuerpo.

- **Fácil asimilación y digestión**: Al estar en forma líquida, se digieren con mayor facilidad y permiten la rápida absorción de nutrientes, siendo ideales para personas con sensibilidad o problemas digestivos.

- **Complemento vitamínico y mineral**: Elaborados con frutas y verduras frescas, los licuados y batidos son una excelente fuente de vitaminas y minerales esenciales para el funcionamiento óptimo de nuestro organismo.

- **Depuración y desintoxicación del organismo**: Ingredientes como hojas verdes y antioxidantes naturales favorecen la eliminación de toxinas, promoviendo la salud celular y una limpieza interna efectiva.

- **Equilibrio del pH corporal**: Gracias a alimentos alcalinos, los licuados y batidos ayudan a estabilizar el pH del cuerpo, contribuyendo a prevenir enfermedades y fomentar el bienestar.

- **Reducción de la inflamación**: Ingredientes con propiedades antiinflamatorias como el jengibre, la cúrcuma o las hojas verdes ayudan a combatir la inflamación y cuidar de nuestro bienestar general.

- **Sustitución de una comida completa**: Combinar grasas saludables, proteínas y carbohidratos complejos convierte a los batidos en una opción equilibrada y nutritiva para reemplazar una comida completa, promoviendo saciedad y energía sostenida.

- **Mantenimiento del peso ideal**: Su bajo contenido calórico y alta concentración de nutrientes favorecen una alimentación equilibrada, ayudándote a controlar el apetito y alcanzar tu peso ideal.

- **Mejora la salud y belleza de la piel**: Vitaminas como la A y la C contenidas en los ingredientes frescos contribuyen a una piel radiante, saludable y bien hidratada.

› **Retraso del envejecimiento celular**: Los antioxidantes presentes en los ingredientes combaten el daño oxidativo, ayudando a preservar una apariencia más juvenil y protegiendo las células de nuestro cuerpo.

› **Aporte de energía y vitalidad**: Los licuados y batidos pueden incluir superalimentos que otorgan un impulso de energía duradero, manteniéndote activo y revitalizado durante todo el día.

En conclusión, los licuados y batidos son una opción nutritiva, práctica y versátil para incorporar en tu alimentación. Además de facilitar el consumo diario de frutas y verduras, ofrecen una variedad de beneficios para tu salud y bienestar general, todo ello de una manera deliciosa y fácil de disfrutar.

Diferencias entre los zumos caseros y los comerciales

Hoy en día, resulta complicado distinguir qué alimentos realmente benefician nuestra salud. La variedad en los supermercados es abrumadora, con estantes repletos de opciones atractivas y envases llamativos que prometen ser naturales y saludables. A menudo, la publicidad y el diseño captan nuestra atención, pero ¿estamos comprando auténticas bebidas naturales a base de frutas y/o verduras? ¿Sabes cuáles son las principales diferencias entre un preparado casero y las opciones industriales? ¿Es verdad que los productos envasados son tan nutritivos como aparentan? Si dedicas unos minutos a leer detenidamente sus ingredientes y analizar su composición, podrías llevarte más de una sorpresa.

Hace algunos años, se establecieron regulaciones internacionales para definir los estándares que cada bebida a base de frutas debe cumplir, especificando las características precisas de cada tipo de producto. En las próximas líneas, exploraremos estos aspectos y aclararemos las diferencias esenciales.

› **Zumo de fruta**
Esta bebida se elabora a partir de frutas frescas, refrigeradas o congeladas, sin pasar por procesos de fermentación. Puede

incluir la pulpa de la fruta extraída por separado y, en algunos casos, estar compuesta por una mezcla de varias frutas. En su etiqueta debe especificarse la composición en orden decreciente, incluyendo el porcentaje de cada una.

A menudo se somete a tratamientos de esterilización o pasteurización para prolongar su vida útil y evitar la necesidad de refrigeración. Sin embargo, este proceso conlleva una pérdida significativa de nutrientes esenciales, como vitaminas y enzimas. Además, carece de la fibra natural presente en las frutas enteras.

‣ Zumo a partir de concentrados

Se elabora reconstituyendo zumos concentrados mediante la mezcla con agua. Para obtener el concentrado, se extrae el jugo natural de la fruta mediante evaporación u otros procesos físicos. En este punto, pueden añadirse aromas o pulpa de frutas similares para recuperar parte del sabor.

Aunque es una opción extendida, durante su elaboración se pierden enzimas, la mayoría de las vitaminas, parte de los minerales y la fibra que caracteriza a la fruta natural.

‣ Zumo de fruta deshidratado o en polvo

En este caso, se elimina el agua de las frutas para obtener un producto seco en forma de polvo, que posteriormente puede rehidratarse añadiendo agua o comercializarse directamente en esta presentación. Este proceso también implica la pérdida de enzimas, vitaminas, minerales y fibra.

‣ Néctar de fruta

No corresponde a un zumo en sentido estricto, sino a una bebida preparada con concentrado de frutas, agua y azúcares o edulcorantes. Su perfil nutricional es bastante pobre en comparación con las frutas naturales, y habitualmente se le añaden aditivos para mejorar el sabor, el color o garantizar su conservación.

‣ Bebidas con zumo

Estas mezclas combinan diversas frutas, pero el porcentaje real de zumo es muy bajo. En su mayoría, estas bebidas carecen de los nutrientes naturales de la fruta, porque están compuestas principalmente de agua, aromas, colorantes y edulcorantes.

▸ **Bebidas de zumo con leche**

Aunque incluyen zumo de frutas, este generalmente proviene de concentrados y en cantidades mínimas. Se combinan con leche, agua, aromas y otros ingredientes. Estas bebidas no pueden calificarse como auténticos zumos, y las vitaminas presentes suelen añadirse artificialmente durante el proceso de elaboración para compensar la pérdida de nutrientes en los pasos previos.

▸ **Jugos de hortalizas y/o verduras**

Elaborados a través de procesos industriales, estos productos obtienen el líquido de verduras y hortalizas mediante métodos de extracción específicos. Pueden incluir adicionados de pulpa o purés de vegetales procesados, además de mezclas de diferentes variedades para crear perfiles más equilibrados o atractivos.

Por lo general, estos jugos están sometidos a tratamientos como la pasteurización o la esterilización, lo que extiende su vida útil y evita la necesidad de refrigeración. Sin embargo, estos procesos suelen reducir la concentración de nutrientes esenciales como vitaminas y fitonutrientes. También carecen de fibra natural, y en algunos casos se añaden conservantes, sal o potenciadores del sabor que alteran su valor nutricional.

▸ **Batidos comerciales**

Los batidos industriales mezclan frutas, hortalizas y/o verduras en forma de purés o concentrados con agua, leche, bebidas vegetales u otros líquidos. Su textura es más espesa que la de los jugos porque suelen incluir mayor proporción de pulpa o ingredientes ricos en fibra.

Para mejorar su aspecto, sabor y durabilidad, los batidos comerciales pueden contener azúcares añadidos, conservantes, colorantes y aromas que alteran la composición natural del producto. Además, suelen ser sometidos a procesos como la pasteurización o esterilización térmica para garantizar su conservación a temperatura ambiente. Esto también puede impactar los nutrientes originales, afectando su calidad nutricional.

Ventajas de los zumos y jugos caseros

Después de descubrir qué contienen realmente los preparados

comerciales, resulta evidente que prepararlos tiene muchísimas ventajas. A continuación se presentan las principales:

▸ **Control total de los ingredientes**: Al preparar nuestros propios zumos, tenemos la certeza de los ingredientes que usamos. Sin aditivos innecesarios, sin conservantes y, sobre todo, sin sorpresas desagradables.

▸ **Variedad y creatividad**: Podemos elegir nuestras frutas y verduras favoritas, experimentar con combinaciones o aprovechar todo lo que esté de temporada. Esto no solo trae una explosión de sabores diferentes, sino también un aumento en los beneficios nutricionales.

▸ **Aroma y sabor auténtico**: Los zumos caseros destacan por mantener el aroma y sabor genuino de las frutas y verduras frescas. Nada se compara con disfrutar de un zumo recién hecho, lleno de frescura natural.

▸ **Retención máxima de nutrientes**: Vitaminas, minerales, enzimas naturales, antioxidantes y otros nutrientes permanecen intactos cuando preparamos los zumos en casa. Esto amplifica los beneficios para nuestra salud de forma significativa.

▸ **Productos de calidad**: Tenemos la libertad de escoger ingredientes frescos, de temporada y en su mejor punto de maduración. Esto garantiza no solo un sabor óptimo, sino también una calidad nutricional insuperable.

▸ **Ventajas de los alimentos de temporada**: Consumir frutas y verduras de temporada es una decisión sostenible, saludable y económica. Estas opciones suelen tener más sabor y valor nutricional, además de ser más accesibles para el bolsillo.

▸ **Personalización total**: Dependiendo del método que usemos (licuadora o batidora), podemos elegir entre un zumo más claro y ligero, o uno más consistente con mayor contenido de fibra. Esto permite adaptarlos a nuestras necesidades.

▸ **Una opción saludable para los más pequeños**: Los zumos

caseros son una excelente forma de incluir frutas y verduras en la dieta de los niños, especialmente si no les gustan. Con creatividad en sabores y presentaciones, se pueden hacer irresistibles para ellos.

En resumen, preparar nuestros propios zumos ofrece muchas ventajas: mayor control sobre los ingredientes, conservación de los nutrientes y adaptación a nuestras preferencias. Además, es una manera sencilla y práctica de fomentar una alimentación saludable para toda la familia.

Posibles efectos adversos

Si padeces **gastritis, colitis, colon irritable, estreñimiento o SIBO**, es fundamental tomar ciertas precauciones al preparar tus licuados o batidos. Estas recomendaciones te permitirán disfrutar de sus beneficios sin agravar tus síntomas:

▸ **Utiliza una licuadora en lugar de una batidora**: En casos de patologías digestivas, es preferible optar por una licuadora para preparar tus zumos. Esto ayuda a eliminar gran parte de la fibra de los ingredientes, ofreciendo un líquido más suave para el sistema digestivo.

▸ **Modera la cantidad de fibra**: Aunque la fibra aporta múltiples beneficios, un consumo excesivo puede causar gases, hinchazón abdominal o estreñimiento, especialmente en personas con problemas digestivos. Por eso, es crucial controlar la cantidad de fibra en tus licuados, evitando ingredientes como pulpa de frutas, semillas y cereales integrales.

▸ **Introduce los zumos de forma gradual**: Si no estás seguro/a de cómo reaccionará tu cuerpo a los licuados y batidos, comienza con pequeñas cantidades. Esto te permitirá evaluar su impacto en tu digestión y ajustar las recetas según tu necesidad.

▸ **Consúmelos preferiblemente con el estómago vacío**: Para favorecer la asimilación de nutrientes y optimizar la digestión, lo ideal es tomar los zumos con el estómago vacío. Esto reduce el riesgo de molestias digestivas y te permite aprovechar mejor sus beneficios.

▸ **Adapta las recetas según tus necesidades**: Cada organismo es único, y la forma en que reaccionamos a los alimentos puede variar. Por eso, escucha a tu cuerpo, ajusta tus combinaciones de ingredientes y elige aquellos que te sienten mejor.

Cuándo tomar los zumos, batidos y jugos

Existen varias formas de consumir zumos, dependiendo de tus objetivos y rutina diaria. Aquí se presentan tres opciones recomendadas:

▸ **Por la mañana, en ayunas**: Comienza tu día seleccionando una receta de zumo o jugo y consúmelo antes de ingerir cualquier otro alimento. Tomarlo en ayunas favorece una mejor absorción de los nutrientes y contribuye a estimular el sistema digestivo, preparándolo para el resto del día.

▸ **Con el estómago vacío, antes de las comidas**: Tomar un zumo o jugo unos 30 minutos antes de las comidas principales es ideal para aprovechar al máximo sus beneficios. Consumirlo con el estómago vacío mejora la digestión y la absorción de los nutrientes, ayudando a optimizar tu bienestar.

▸ **Ayuno a base de zumos**: Realizar un ayuno de varios días exclusivamente con zumos y jugos puede ayudarte a alcanzar objetivos de salud específicos o depurar el organismo. Selecciona entre 2 y 3 recetas variadas para garantizar una alimentación equilibrada y nutritiva durante el proceso, cuidando siempre las necesidades de tu cuerpo.

Consejos de preparación

Preparar zumos frescos es una manera sencilla y saludable de aprovechar al máximo los nutrientes presentes en frutas y verduras. Si deseas optimizar el proceso y garantizar seguridad, aquí tienes algunas recomendaciones:

▸ **Prioriza los ingredientes biocultivados**: Siempre que sea posible, selecciona frutas y verduras de origen biológico. Esto asegura un consumo libre de pesticidas y sustancias químicas dañinas, promoviendo una dieta más saludable.

▸ **Lava bien los ingredientes**: Lava cuidadosamente frutas y hortalizas para eliminar restos de tierra, microorganismos y pesticidas. Además, retira las zonas dañadas o con moho para evitar cualquier tipo de contaminación en el zumo.

▸ **Corta en trozos pequeños**: Facilita el trabajo de la licuadora cortando los ingredientes en piezas pequeñas. Esto garantiza una textura más homogénea y acelera el proceso de preparación.

▸ **Adapta ingredientes con bajo contenido de agua**: Frutas y verduras con poca agua, como plátanos y aguacates, suelen necesitar una mezcla previa. Prepara primero el líquido con ingredientes más jugosos y luego agrega las frutas más sólidas utilizando una batidora.

▸ **Pela ciertas frutas**: Es importante pelar frutas cítricas como naranjas y pomelos, ya que su piel contiene compuestos tóxicos. Sin embargo, deja la parte blanca (albedo), que es rica en nutrientes. También, frutas tropicales como papaya y kiwi deben pelarse al ser cultivadas en regiones con regulaciones menos estrictas sobre sustancias químicas.

▸ **Retira las pepitas**: Las pepitas de manzana contienen trazas de cianuro y deben eliminarse antes de preparar el zumo. Por el contrario, las semillas de uvas, melón, lima y limón no representan ningún riesgo y pueden incluirse para aprovechar sus propiedades.

▸ **Aprovecha los tallos y hojas**: En general, las hojas y tallos de los alimentos pueden ser incorporados al zumo, aportando nutrientes extras. Sin embargo, es esencial retirar las hojas de zanahoria y ruibarbo, ya que contienen compuestos tóxicos perjudiciales para la salud.

▸ **Consume el zumo recién preparado**: Para preservar al máximo los nutrientes y evitar la oxidación, el zumo debe consumirse justo después de prepararlo. Así disfrutarás de todas sus propiedades intactas.

▸ **Retira hojas amargas de apio**: Las hojas de apio, cuando tienen un sabor amargo, pueden alterar el resultado final. Retíralas antes de incluir el tallo en el zumo para obtener un sabor más equilibrado y agradable.

Recomendaciones generales

Los licuados y batidos son una excelente alternativa saludable, pero para sacar el máximo provecho de ellos es fundamental tener en cuenta ciertos aspectos. A continuación, se comparten algunas recomendaciones clave:

▸ **Consumo moderado de frutas**: Las frutas son una fuente maravillosa de nutrientes, pero contienen fructosa, el azúcar natural presente en ellas. Consumirlas en exceso puede ser perjudicial para nuestra salud. Por eso, es importante mantener un equilibrio y moderar su consumo a lo largo del día. Además, se recomienda evitar su ingesta durante la noche, ya que el cuerpo podría metabolizarlas de manera menos eficiente.

▸ **Opta por frutas de temporada**: Las frutas de temporada suelen ser más nutritivas, tienen un sabor mucho más intenso y además son más económicas. Una opción perfecta para sacar el máximo beneficio.

▸ **Elige combinaciones adecuadas**: No todas las frutas se complementan bien entre sí. Antes de preparar tu licuado o batido, investiga cuáles son las combinaciones más compatibles para lograr un buen equilibrio de sabor y obtener los beneficios nutricionales deseados.

▸ **Cantidad moderada de ingredientes**: Los mejores licuados o batidos suelen ser los más simples. La sobrecarga de ingredientes o cantidades excesivas puede provocar gases o malestar digestivo. Sigue las recetas recomendadas y procura ser prudente con las cantidades.

▸ **Incluye hojas verdes o verduras**: Añadir hojas verdes

como espinacas, col (kale) o incluso otras verduras como pepino es una excelente manera de reducir el índice glucémico de tu bebida y, al mismo tiempo, obtener un aporte extra de nutrientes esenciales para tu organismo.

‣ **Endulzantes naturales, pero con moderación**: Disfrutar el sabor natural de los ingredientes es ideal, pero si consideras necesario endulzar tu bebida, recurre a opciones naturales como la miel pura de abeja o la stevia 100% natural. Eso sí, emplea pequeñas cantidades para mantener los valores nutricionales en equilibrio.

‣ **Mastica incluso los líquidos**: Aunque los licuados son líquidos, tomarte un momento para "masticarlos" favorece la segregación de enzimas digestivas, ayudando a mejorar la absorción de nutrientes y evitando problemas como gases, inflamación o indigestión.

‣ **Conservación adecuada**: Los licuados y batidos son mejores recién preparados, pero si no puedes consumirlos de inmediato, guárdalos en un recipiente oscuro y hermético en el refrigerador. También puedes congelarlos en porciones individuales para consumirlos más adelante.

‣ **Hazlo divertido y personalizado**: Para hacer que los batidos sean más atractivos, especialmente para los niños, congélalos en moldes con formas divertidas. Así convertirás una bebida saludable en un momento entretenido y delicioso.

Al preparar y disfrutar de licuados o batidos, estas recomendaciones te ayudarán a sacarles el máximo provecho. Aunque las recetas incluidas en este libro han sido creadas para facilitar una correcta asimilación, no olvides que cada persona es única y algunas opciones podrían no ser ideales para todos. Experimenta con diferentes combinaciones y ajusta las recetas según tus necesidades, gustos y bienestar personal.

Recetas sugeridas
‣ **Zumo de zanahoria, remolacha y pepino.**
Ingredientes: 2 ó 3 zanahorias, 1/2 pepino, 1/2 remolacha con

hojas.
Preparación: corta las zanahorias en tiras de 5 a 7 cm. Corta el pepino en varias partes y luego a tiras. Corta la remolacha en rodajas finas. Pásalo todo por la licuadora. (Efectivo también para el reflujo o acidez)

- **Zumo de zanahoria y espinacas.**

Ingredientes: 6 a 7 zanahorias y un manojo de espinacas.

Preparación: limpia las zanahorias y córtalas en tiras de 5 a 7 centímetros de longitud. Pasa los ingredientes por la licuadora, empezando y terminando con la zanahoria. (Efectivo también para el reflujo o acidez).

- **Jugo de zanahoria, repollo y apio o col lombarda.**

Ingredientes: 2 zanahorias, 4 ramas de apio y 1 rodaja (8 cm) de repollo o col lombarda.

Preparación: corta las zanahorias en tiras de 5 a 7 cm de longitud. Corta el apio de la misma forma. Luego corta el repollo en rodajas finas. Pásalo todo por la licuadora.

- **Zumo de remolacha, brócoli y zanahoria.**

Ingredientes: 100 gr de remolacha, 100 gr de brócoli o brécol y 150 gr de zanahoria.

Preparación: corta la remolacha y la zanahoria en trozos. corta la flor del brócoli y desecha el tallo. Licúa los ingredientes.

- **Zumo de hinojo y manzana.**

Ingredientes: 120 gr de hinojo (1 bulbo pequeño o la mitad de uno grande) y 3 manzanas.

Preparación: corta el hinojo y la manzana en rodajas finas. Pásalos por la licuadora.

- **Zumo de zanahoria y pepino.**

Ingredientes: 4 zanahorias y 1/2 pepino.
Preparación: Pásalo todo por la licuadora.

- **Zumo de zanahoria y puerro.**

Ingredientes: 4 zanahorias y 1/2 puerro tierno.
Preparación: lava bien las zanahorias y el puerro y pásalos por

la licuadora.

▸ Zumo de patata, zanahoria, manzana y perejil.

Ingredientes: 1 rodaja de patata, 4 zanahorias, 1 manzana y un puñado de perejil.

Preparación: Corta la patata en rodajas finas. Corta las zanahorias en tiras de 5 a 7 cm de longitud. Corta la manzana en rodajas finas, y pasa todos los ingredientes por la licuadora. (Efectivo también para el reflujo o acidez).

▸ Zumo de zanahoria, manzana y jengibre.

Ingredientes: 200 gr de zanahoria, 1 manzana y 1/2 cucharada de jengibre.

Preparación: corta la zanahoria y la manzana en cuartos. Pica muy fino el jengibre. Pasa los ingredientes por la licuadora y cuélalo para desechar las durezas del jengibre.

▸ Jugo de hinojo, remolacha y manzana.

Ingredientes: 180 gr de hinojo (1 bulbo mediano), 1/4 de remolacha con las hojas y 2 manzanas.

Preparación: corta todos los ingredientes en rodajas finas y pásalos por la licuadora.

▸ Zumo de zanahoria, nabo dulce y perejil.

Ingredientes: 6 ó 7 zanahorias, 1 rodaja de nabo dulce (pelenga o jícama) de 2 centímetros y medio y un puñado de perejil.

Preparación: corta el nabo a tiras. Limpia las zanahorias y córtalas en tiras de 5 a 7 centímetros de longitud. Pasa los ingredientes por la licuadora.

▸ Zumo de zanahoria, patata, berro y perejil.

Ingredientes: 5 zanahorias, 1/4 de patata, 4 ramas de berro y 4 ramas de perejil.

Preparación: limpia las zanahorias y córtalas en tiras de 5 a 7 cm. Corta la patata en rodajas finas. Pasa todos los ingredientes por la licuadora. (Efectivo también para el reflujo o acidez).

▸ Zumo de papaya y pomelo.

Ingredientes: 1 papaya y 2 pomelos.

Preparación: pela la papaya, quítale las semillas y trocéala. Pela los pomelos, quítales la parte blanca y trocéalos. Licúa los ingredientes.

▸ Zumo de manzana, zanahoria y remolacha.

Ingredientes: 1 manzana, 1/2 zanahoria, 1 remolacha y 100 ml de agua.

Preparación: corta la manzana y la remolacha en cuartos y la zanahoria en rodajas. Licúalo todo. Sírvelo en un vaso y añádele el agua.

▸ Jugo de zanahoria, col y apio.

Ingredientes: 2 zanahorias, 1/4 de col y 1 tallo de apio.

Preparación: corta las zanahorias y el apio en tiras y la col en rodajas. Pásalo todo por la licuadora. Tómalo 3 veces al día. (Efectivo también para el reflujo o acidez).

▸ Zumo de col, apio, brócoli y perejil.

Ingredientes: 1/4 de col, 2 tallos de apio, 1 ramito de brócoli y 1 hojita de perejil.

Preparación: pasa todos los ingredientes por la licuadora. (Efectivo también para el reflujo o acidez).

▸ Zumo de pepino con limón* y pomelo.

Ingredientes: 350 gr de pepino, 1/4 limón* y 1/2 pomelo.

Preparación: trocea el pepino, pela el limón* y el pomelo, quítales la parte blanca y trocearlos. Licúa todos los ingredientes. Vierte en una jarra y agrégales el agua si te parece muy fuerte.

(*Acude al capítulo "Alimentos que transforman", sección "¿El limón es amigo o enemigo de la gastritis?" para mayor información)

PLANTAS MEDICINALES

"Contra cada padecimiento crece una planta" (Paracelso)

Desde tiempos inmemoriales, la humanidad ha recurrido a la naturaleza para encontrar respuestas a sus necesidades. Las plantas medicinales, fieles aliadas en este viaje, han transmitido generosamente su sabiduría para aliviar dolencias y fortalecer nuestra salud. Este conocimiento milenario, cuidadosamente preservado a lo largo del tiempo, encuentra hoy un lugar renovado en el mundo moderno como una opción sana y sostenible frente a los desafíos actuales.

En una sociedad cada vez más consciente de los efectos adversos de algunos tratamientos farmacológicos y del impacto ambiental de diversas prácticas, las plantas medicinales resurgen con renovado protagonismo. Para quienes buscan un estilo de vida equilibrado, respetuoso y alineado con la naturaleza, estos tesoros verdes ofrecen herramientas valiosas. Este renacimiento refleja no solo una expansión del interés por lo ecológico, sino también una evolución hacia el cuidado integral del cuerpo y del planeta.

Lo que hace extraordinarias a estas maravillas naturales es la complejidad de sus compuestos, capaces de brindar propiedades antioxidantes, antiinflamatorias, antibacterianas y antivirales, entre otras. Su potencial abarca desde el alivio de problemas cotidianos, como el insomnio o la digestión lenta, hasta el apoyo en condiciones como el estrés crónico o las afecciones vinculadas al envejecimiento, entre otras muchas.

Más allá de tratar dolencias puntuales, estas especies son también una fuente muy valiosa de micronutrientes esenciales: vitaminas, minerales, fibra y antioxidantes que fortalecen el sistema inmunológico y promueven la salud a largo plazo.

Incorporarlas en la dieta o en rituales de cuidado personal es una solución sencilla, sostenible y eficaz tanto para la prevención como para el fortalecimiento del bienestar integral.

El reino vegetal nos regala una sorprendente diversidad: innumerables especies adaptadas a necesidades específicas. Desde una taza de infusión hasta bálsamos, tinturas o aceites esenciales, sus usos son tan amplios como su versatilidad, integrándose fácilmente en cualquier estilo de vida.

Más que remedios, las plantas medicinales nos invitan a reconectar con la naturaleza. Utilizar sus bondades implica respetar los ritmos naturales del entorno y valorar nuestra relación con los recursos que nos ofrece la tierra. Cada hierba o extracto parece un recordatorio palpable de nuestra conexión con el mundo vivo, ayudándonos a retomar ese equilibrio que va más allá de lo físico, alcanzando incluso lo espiritual.

Además de sus múltiples beneficios para la salud, las plantas medicinales destacan por su fácil acceso y su versatilidad. Muchas de ellas crecen de forma abundante en entornos naturales o pueden cultivarse en jardines y huertos domésticos, lo que las convierte en una alternativa asequible y sostenible. En un contexto global marcado por desigualdades económicas, estas aliadas del bienestar representan una opción inclusiva para complementar o, en algunos casos, reemplazar tratamientos costosos.

A lo largo de los siglos, el conocimiento sobre estas plantas ha sido preservado con esmero, transmitido oralmente y a través de escritos. Esta herencia, nacida del respeto por la naturaleza, encuentra hoy respaldo en la ciencia moderna, cuyos estudios avalan los efectos de los compuestos herbales sobre el organismo y arrojan luz sobre su mecanismo de acción. Es una unión potente entre tradición y tecnología, que amplía las posibilidades terapéuticas de estas maravillas.

No obstante, este vasto potencial exige un enfoque responsable. Cada organismo humano es único y, aunque las plantas poseen propiedades terapéuticas probadas, no están exentas de riesgos. Su interacción con medicamentos convencionales o su uso incorrecto podría generar efectos adversos. Por ello, resulta fundamental apoyarse en información clara y confiable para garantizar un empleo seguro y efectivo.

Un aspecto especialmente intrigante es la forma en que los componentes dentro de una planta trabajan en conjunto. Los extractos integrales, gracias a esta interacción compleja, suelen generar efectos más equilibrados y completos que los compuestos aislados. Las moléculas presentes interactúan de manera complementaria, maximizando sus beneficios mientras mitigan posibles efectos secundarios. Por otro lado, aislar los principios activos puede proporcionar soluciones más concentradas, pero también podría aumentar el riesgo de efectos adversos en el organismo.

El equilibrio natural de las plantas representa uno de los más grandes tesoros que nos ofrece la biodiversidad. Mientras los extractos integrales destacan por su suavidad y armonía al trabajar en conjunto con los procesos naturales del cuerpo, los compuestos aislados y sintetizados buscan mayor potencia, a menudo a costa de su estabilidad. Las moléculas presentes en las plantas colaboran de forma complementaria, maximizando beneficios y reduciendo posibles efectos secundarios, lo que hace de los remedios naturales una opción íntimamente alineada con nuestras necesidades.

En definitiva, las plantas medicinales son mucho más que herramientas terapéuticas: son un puente entre la sabiduría ancestral y la innovación científica. Nos recuerdan que la salud del cuerpo y del planeta están profundamente conectadas. Al proteger esta herencia, promovemos no solo nuestro bienestar, sino también el de generaciones futuras, renovando el equilibrio entre ser humano y naturaleza.

Información importante
Aunque las plantas tienen un origen natural, no deben considerarse completamente inofensivas. Sus principios activos pueden ocasionar efectos adversos o provocar alergias en ciertas personas.

Consumir una infusión ocasional rara vez genera problemas. No obstante, el uso excesivo, prolongado o en grandes cantidades puede derivar en molestias, reacciones alérgicas o incluso intoxicaciones.

La tolerancia a los remedios naturales varía según cada persona. Si estás embarazada, en período de lactancia o padeces alguna condición como enfermedades crónicas, alergias, insuficiencia renal o hepática, cáncer, o sigues un tratamiento médico, es fundamental que consultes la sección "**Conoce todo lo necesario sobre las plantas**" antes de utilizarlas. Allí encontrarás información clave sobre riesgos, contraindicaciones e interacciones para decidir de forma responsable.

Pautas para el uso de los remedios herbales

Para obtener resultados óptimos, es recomendable continuar con los remedios hasta la total desaparición de los síntomas. La duración del tratamiento dependerá de factores como la gravedad de la afección, su evolución, tu motivación y otros elementos importantes.

Es crucial tener presente que algunas plantas o remedios de fitoterapia no están diseñados para un uso continuo o prolongado. En estos casos, siempre encontrarás instrucciones claras al respecto.

Además de seguir las pautas de los remedios que verás a continuación, es igualmente importante abordar las causas subyacentes de tus síntomas. Para entender mejor el origen de tu problema de salud, te invito a consultar el capítulo inicial de este libro, en la sección "Causas", donde encontrarás información clave para tratar la raíz de la patología.

Por último, recuerda que la paciencia es esencial. Una dolencia que ha estado presente durante meses o años no puede resolverse en cuestión de días. Persevera y cuida tu bienestar de manera constante.

Medidas

Para garantizar resultados efectivos al preparar infusiones, decocciones y otras recetas a base de plantas, es fundamental respetar las siguientes medidas de dosificación:

- Una cucharada corresponde a una cucharada sopera rasa.
- Una cucharadita equivale a una cucharadita de postre rasa.

Plantas medicinales para la gastritis

La naturaleza nos brinda múltiples aliados para aliviar los síntomas de la gastritis, y entre las opciones más efectivas se encuentran **el aloe vera, anís verde, boldo, hinojo, jengibre, manzanilla, regaliz y romero**. Estas plantas medicinales son conocidas por sus propiedades calmantes y digestivas, ayudando a disminuir el dolor y otros síntomas asociados con esta condición.

Es recomendable elegir una o dos de estas plantas y consumirlas durante tres semanas. Posteriormente, se deben alternar por otras plantas durante el mismo período, y así continuar este ciclo hasta notar una mejoría. Este enfoque ayuda a aprovechar de manera equilibrada los beneficios de cada planta sin saturar al organismo con una sola.

Para consumirlas, lo ideal es preparar infusiones o decocciones al natural, ya que los edulcorantes pueden resultar dañinos para el revestimiento del estómago. Si es absolutamente necesario endulzar, la mejor opción es utilizar stevia 100% natural, que es más amigable con el sistema digestivo.

Es esencial prestar atención a la preparación y la dosis de estas plantas para maximizar sus beneficios. Los nombres científicos, mencionados entre paréntesis, son útiles para su correcta identificación, dado que sus nombres comunes pueden cambiar entre distintas regiones o países.

Aloe vera (Aloe barbadensis)

El gel de la sábila es efectivo para disminuir las irritaciones del estómago y el esófago, regenerando y protegiendo sus paredes. También reduce e incluso alivia por completo la inflamación, además de cicatrizar las heridas causadas por úlceras gástricas o duodenales. Ayuda a reducir la inflamación en casos de gastritis y duodenitis, estimula la digestión, disminuye la acidez estomacal y restablece el pH interno del estómago. Además, es eficaz para tratar enfermedades infecciosas estomacales. A continuación te presento algunos remedios:

Toma 1 cucharada de gel de aloe vera unos 15-20 minutos antes de cada comida principal. Si no te gusta su sabor, puedes mezclarlo con algún zumo natural o infusión.

También puedes tomar 2 cucharadas soperas de gel de aloe vera con una pizca de bicarbonato sódico para experimentar un alivio inmediato. (Nota: evita el uso excesivo del bicarbonato debido a su alto contenido de sal, ya que puede causar efectos adversos como náuseas e hinchazón, entre otros).

En comprimidos o gotas, tomar 3 veces al día, sin superar la dosis de 0,5 gramos diarios.

Nota: Si también sufres de reflujo, el aloe vera te ayudará a tratarlo, ya que es una de las plantas más eficaces para ello.

Anís verde (Pimpinella anisum)

Decocción: Utiliza 1 cucharada sopera de anís verde y 750 ml de agua (3 vasos). Hierve el agua en una cacerola y luego agrega el anís. Mantén la ebullición durante 5 minutos. Apaga el fuego, retira y deja reposar durante 10 minutos. Filtra el líquido y tómalo 3 veces al día, antes o después de las comidas.

Infusión: Machaca las semillas de anís y utiliza 1 cucharadita de café por taza de agua. Hierve el agua y luego agrega las semillas de anís machacadas. Tapa y deja reposar durante 10 minutos. Cuela el líquido y bébelo solo o endulzado con stevia. Tómalo 2 ó 3 veces al día, antes o después de las comidas.

Boldo (Peumus boldus)

Infusión: Utiliza 2 cucharaditas de hojas secas de boldo y 1 litro de agua. Hierve el agua en una cacerola y antes de que hierva, agrega el boldo. Deja hervir durante 3 minutos y luego retira del fuego. Tapa y deja reposar durante otros 2 minutos. Cuela y bebe. La dosis recomendada es de 1 taza, 2 ó 3 veces al día.

Hinojo (Foeniculum vulgare)

Infusión: Machaca las semillas de hinojo y utiliza 1 cucharada por vaso de agua. Hierve el agua y luego retírala del fuego. Agrega las semillas de hinojo machacadas, tapa y deja reposar durante 10 minutos. Cuela y bebe 1 taza al día.

Jengibre (Zingiber officinale)

El jengibre contiene fenoles que ayudan a aliviar la irritación. Es antiinflamatorio y facilita la digestión, mejorando tanto la gastritis como el reflujo. También se utiliza para combatir la bacteria Helicobacter Pylori, causante de algunas úlceras estomacales. Además, ayuda a eliminar gases acumulados y combate la distensión abdominal. A continuación, te presento algunos remedios:

Infusión: Utiliza 1 ó 2 gramos de jengibre pelado y 1 taza de agua. Hierve el agua junto con el jengibre durante unos 5-10 minutos. Cuela y toma 2 veces al día.

Decocción: Utiliza 1 ó 2 gramos de raíz de jengibre troceada, unas gotas de limón y 500 ml de agua. Calienta el agua y cuando hierva, agrega los trocitos de jengibre y baja el fuego. Tapa y deja cocer durante unos 15 ó 20 minutos. Apaga el fuego y déjalo reposar durante 5 minutos más. Cuela y agrega unas gotas de limón, ya que el sabor de esta infusión es fuerte. Tómalo 1 ó 2 veces al día.

Cápsulas: Toma entre 1 y 2 gramos al día.

Jengibre seco o fresco: Puedes añadirlo picado o rallado a la comida.

Manzanilla (Chamaemelum nobile)

La manzanilla mejora la digestión y promueve la relajación. Al facilitar la digestión, disminuye el riesgo de reflujo y neutraliza el pH ácido del estómago. Además, repara y protege la membrana gástrica. También ayuda a expulsar los gases intestinales, alivia los dolores estomacales, previene náuseas o vómitos y es útil en el tratamiento de cólicos, gastritis y úlceras gástricas. Receta:

Infusión: Utiliza 1 cucharadita de flores secas de manzanilla, y miel (opcional). Hierve una taza de agua en una olla, luego reduce el fuego, agrega la manzanilla y deja hervir a fuego lento durante 1 minuto. Retira del fuego y deja reposar durante 2 minutos más. Vierte la infusión en una taza y agrega un poco de miel. Toma esta infusión después de comer y 1/2 ó 1 hora antes de acostarte.

Regaliz (Glycyrrhiza glabra)

Esta raíz tiene propiedades calmantes para el estómago, ya que es antiinflamatoria, antiespasmódica y antiácida. Además, previene la pesadez de estómago, reduce los gases y evita la indigestión. Remedios:

Decocción: Utiliza 1 cucharadita de raíz seca y 1 vaso de agua. Calienta el agua y cuando comience a hervir, añade el regaliz y déjalo hervir durante 10 minutos. Retíralo del fuego y deja reposar durante 10-15 minutos. Endulza con stevia. Toma 2 ó 3 tazas al día.

Infusión: Utiliza 1-2 cucharaditas de raíz rayada de regaliz. Deja el regaliz en remojo en un recipiente de agua fría durante 12 horas. Bebe una taza cada día durante 3-4 semanas.

Mastica una pequeña cantidad de regaliz, pero no lo tragues de inmediato. Si viene en forma de pastillas, déjalo que se disuelva en la boca sin masticar. Deja que se mezcle bien con la saliva, ya que de esta forma funciona mejor.

Mastica 3 obleas de regaliz sin glicerina 2 ó 3 veces al día.

Nota: Es mejor utilizar regaliz sin glicirricina, que suele denominarse "regaliz DGL", ya que este componente presenta algunas contraindicaciones.

Romero (Rosmarinus officinalis)

Infusión: Utiliza 1 cucharada sopera de hojas de romero por cada 750 ml de agua (3 vasos). Pon el agua al fuego y llévala a ebullición. Retírala del fuego, incorpora el romero, tapa y déjalo reposar durante unos 15-20 minutos. Cuela y tómala sola o endulzada con stevia. Toma 3 veces al día, antes o después de las comidas.

Decocción: Utiliza 1 ó 2 cucharaditas de hierba seca de romero por cada taza de agua. Pon el agua a hervir. Cuando empiece a entrar en ebullición, añade el romero y déjalo hervir durante 3 minutos más. Apaga el fuego, tapa y déjalo reposar durante 8 minutos. Cuélalo y endúlzalo con stevia. Toma 2 ó 3 tazas al día, antes o después de las comidas.

Recetas de fitoterapia

Aunque las plantas mencionadas anteriormente son eficaces cuando se utilizan de manera individual, sus propiedades pueden amplificarse cuando se combinan adecuadamente. A continuación, se presentan algunas combinaciones especialmente efectivas:

▸ **Receta de fitoterapia nº 1**

Ingredientes: boldo, melisa, manzanilla, anís verde, malva y malvavisco.

Preparación: Mezcla las plantas a partes iguales. Toma 4 cucharadas de la mezcla y agrégalas a 1 litro de agua. Ponlo al fuego y cuando comience a hervir, reduce el fuego y déjalo tapado durante 5 minutos. Retíralo del fuego y déjalo reposar durante 10 minutos más. Luego, reparte la preparación en 6 tacitas. Consume 1 tacita después de cada comida (desayuno, almuerzo y cena) y las otras 3 tacitas entre comidas, después de hacer la digestión. Puedes tomarlo sin endulzar o con stevia.

▸ **Receta de fitoterapia nº 2**
Ingredientes: 1/2 cucharadita de semillas de hinojo, 1/2 cucharadita de anís verde, 1/2 cucharadita de flores de manzanilla y 1 taza de agua.

Preparación: Calienta el agua y cuando comience a hervir, añade el anís y el hinojo. Déjalo hervir durante 3 minutos y luego retíralo del fuego. Agrega la manzanilla, tapa y deja reposar durante 5 minutos. Puedes tomarlo solo o endulzarlo con stevia. Tómalo 2 ó 3 veces al día, después de las comidas.

▸ **Receta de fitoterapia nº 3**
Ingredientes: milenrama 30%, melisa 25%, romero 15%, caléndula 15%, mejorana 15%.

Preparación: Mezcla todas las hierbas. Por cada medio litro de agua, añade 3 ó 4 cucharadas soperas de la mezcla. Pon la mezcla de plantas en el agua y llévala a ebullición durante 1 minuto. Apaga el fuego, tápalo y déjalo reposar durante 10 minutos. Tómalo 3 veces al día, media hora antes de las comidas. No es necesario endulzarlo.

Nota: Esta receta también es eficaz para tratar los nervios en el estómago, las úlceras gástricas o gastroduodenales y la acidez gástrica.

Conoce todo sobre las plantas recomendadas

En esta sección, profundizaremos en las especies botánicas más recomendadas para el tratamiento de la patología que nos ocupa. Encontrarás información clave sobre sus posibles efectos adversos, contraindicaciones e interacciones, así como detalles completos sobre cada planta. Desde su descripción y hábitat hasta las partes utilizadas, componentes químicos, historia y propiedades terapéuticas, este capítulo está diseñado para llevarte en un fascinante viaje de descubrimiento.

Mi objetivo es ofrecerte una visión integral de estas plantas, ayudándote a comprender su contexto y valorar sus múltiples beneficios. Exploraremos su origen histórico y su relevancia en la medicina tradicional, destacando su papel en el cuidado natural.

Quiero que te conviertas en una persona experta en estas especies, capaz de tomar decisiones informadas en la búsqueda de tu bienestar. ¡Prepárate para ampliar tus conocimientos y descubrir el extraordinario poder curativo de la naturaleza!

Aloe vera (Aloe barbadensis)

Descripción:
El Aloe vera, también conocido como sábila, es una planta suculenta perenne que pertenece a la familia de las liliáceas. Sus hojas son carnosas y lanceoladas, creciendo en forma de roseta.

Hábitat y cultivo:
Esta planta prospera en climas cálidos y secos, preferiblemente con temperaturas entre los 20 y 30 grados Celsius. Requiere suelos bien drenados y no tolera el exceso de humedad. Se reproduce a través de hijuelos o esquejes de las hojas y puede cultivarse en macetas o jardines.

Partes utilizadas:
Las principales partes utilizadas del Aloe vera son las hojas. Estas contienen un gel transparente en su interior, que se obtiene al cortar y abrir las hojas frescas. También se utilizan ocasionalmente las hojas secas y la savia amarilla debajo de la piel de la hoja.

Componentes:
El gel de Aloe vera contiene polisacáridos, vitaminas (como la C y E), minerales (como calcio, magnesio y zinc), enzimas, aminoácidos y antioxidantes, que contribuyen a sus propiedades terapéuticas.

Historia y tradición:
El Aloe vera tiene una larga historia de uso. Era conocido en el antiguo Egipto como "la planta de la inmortalidad" y ha sido utilizado en la medicina tradicional china y ayurvédica. Su reputación como planta medicinal se ha extendido por todo el

mundo a lo largo de los siglos.

Propiedades terapéuticas:
Se utiliza para tratar quemaduras, heridas, picaduras de insectos y afecciones cutáneas como la psoriasis y el acné. También se ha utilizado para aliviar la irritación y la inflamación de la piel. El consumo de jugo de Aloe vera se asocia con beneficios para la salud digestiva, aliviando el estreñimiento y promoviendo la salud intestinal.

Curiosidades:
El Aloe vera tiene algunas curiosidades interesantes asociadas a su historia y uso. Por ejemplo, se cree que Cleopatra utilizaba el gel de Aloe vera como parte de su rutina de belleza. Además, en la Segunda Guerra Mundial, se usaba el gel de Aloe vera como un sustituto de la sangre en emergencias, ya que su composición química se asemeja a la del plasma sanguíneo. También se ha utilizado en la industria alimentaria como aditivo en productos como yogures y bebidas.

Efectos adversos o secundarios:
Aunque el Aloe vera es generalmente seguro para el uso tópico y el consumo oral moderado, algunos individuos pueden experimentar efectos adversos. Algunas personas pueden tener reacciones alérgicas o irritación cutánea al aplicar el gel de Aloe vera. En casos raros, el consumo excesivo de jugo de Aloe vera puede causar diarrea, calambres abdominales y desequilibrios electrolíticos. Además, se ha reportado que el uso prolongado de altas concentraciones de Aloe vera en la piel puede causar sequedad y descamación.

Contraindicaciones:
Aunque el Aloe vera se considera seguro para la mayoría de las personas, existen algunas contraindicaciones a tener en cuenta. No se recomienda su uso tópico en heridas profundas, quemaduras graves o heridas quirúrgicas abiertas, ya que puede retrasar la cicatrización. Además, las mujeres embarazadas y en período de lactancia deben consultar a un profesional de la salud antes de usar productos de Aloe vera, ya que puede haber riesgos potenciales para el feto o el bebé.

Interacciones:
El Aloe puede interactuar con ciertos medicamentos y suplementos, por lo que es importante tener precaución al utilizarlo en combinación con otros productos. Por ejemplo, el consumo de Aloe vera puede aumentar el riesgo de sangrado en personas que toman anticoagulantes como la warfarina. También se ha informado que el Aloe vera puede interferir con la absorción de medicamentos orales, como los inhibidores de la enzima convertidora de angiotensina utilizados para tratar la presión arterial alta.

Anís verde (Pimpinella anisum)

Descripción:
El anís verde es una planta herbácea anual que pertenece a la familia de las Apiáceas. Es originaria de la región mediterránea y se ha extendido a otras partes del mundo debido a su popularidad como especia y planta medicinal. El anís verde tiene hojas verdes y plumosas, y produce flores pequeñas y blancas en forma de umbelas. Sus frutos son pequeños y de forma ovalada, y contienen las semillas que se utilizan con fines culinarios y medicinales. La planta tiene un aroma dulce y distintivo.

Hábitat y cultivo:
El anís verde crece mejor en climas cálidos y soleados. Prefiere suelos bien drenados y fértiles. Se cultiva en muchas partes del mundo, incluyendo el Mediterráneo, Europa, Asia y América del Norte. El anís verde se puede cultivar a partir de semillas, y requiere un cuidado adecuado para asegurar un crecimiento saludable.

Partes utilizadas:
Las partes utilizadas del anís verde son las semillas maduras, que se recolectan cuando los frutos están completamente maduros. Las semillas se secan y se utilizan enteras o molidas en diversas preparaciones culinarias y medicinales.

Componentes:

Contiene una variedad de compuestos químicos que le confieren sus propiedades terapéuticas y su sabor distintivo. Algunos de los principales componentes incluyen aceites esenciales (como el anetol), flavonoides, cumarinas y compuestos fenólicos. Estos compuestos son responsables del aroma y sabor característicos del anís verde, así como de sus propiedades medicinales.

Historia y tradición:
El anís verde ha sido utilizado desde la antigüedad en diversas culturas. Se cree que los egipcios lo utilizaban en rituales religiosos, mientras que los romanos y los griegos lo empleaban como especia y como remedio para problemas digestivos. En la medicina tradicional, el anís verde se ha utilizado para tratar trastornos digestivos, cólicos, problemas respiratorios y como estimulante del apetito.

Propiedades terapéuticas:
El anís verde tiene varias propiedades terapéuticas que lo hacen valioso en la medicina tradicional y en la aromaterapia. Algunas de sus propiedades incluyen:

Carminativo: ayuda a aliviar los gases y la hinchazón abdominal.

Digestivo: estimula la producción de enzimas digestivas y promueve la digestión adecuada.

Expectorante: ayuda a aliviar la congestión en el pecho y facilita la expectoración.

Antiespasmódico: ayuda a aliviar los espasmos musculares y calma los cólicos.

Galactagogo: estimula la producción de leche materna en mujeres lactantes.

Antimicrobiano y antioxidante: los compuestos presentes en el anís verde tienen propiedades antimicrobianas y antioxidantes que ayudan a combatir infecciones y proteger contra el daño oxidativo.

Es importante destacar que, aunque el anís verde se considera generalmente seguro para la mayoría de las personas, puede causar reacciones alérgicas en algunas personas sensibles.

Curiosidades:
El anís verde ha sido utilizado como planta medicinal y especia desde hace miles de años. Se cree que los antiguos egipcios lo utilizaban para tratar dolencias digestivas y también se usaba en rituales religiosos.

El anís verde se utiliza comúnmente en la cocina para dar sabor a una amplia variedad de platos y productos horneados. También se utiliza en la fabricación de bebidas alcohólicas, como el ouzo, el raki y el absenta.

En algunas culturas, el anís verde se utiliza como un símbolo de buena suerte y se cree que tiene propiedades afrodisíacas.

Efectos adversos o secundarios:
En general, se considera seguro cuando se consume en cantidades moderadas. Sin embargo, algunas personas pueden experimentar efectos adversos, como reacciones alérgicas, irritación gastrointestinal, erupciones cutáneas o dificultad para respirar.

En casos raros, el anís verde puede causar sensibilidad al sol, lo que puede aumentar el riesgo de quemaduras solares. Se recomienda usar protector solar y limitar la exposición al sol después de consumirlo en grandes cantidades.
Si se consume en exceso, puede tener un efecto laxante y causar diarrea.

Contraindicaciones:
Las personas que tienen alergia conocida al anís o a las plantas de la familia de las Apiáceas (como el hinojo, el apio o el eneldo) deben evitar el consumo de anís verde, ya que pueden experimentar reacciones alérgicas.

El anís verde puede tener efectos estimulantes uterinos, por lo que se recomienda evitar su consumo durante el embarazo, ya que puede aumentar el riesgo de contracciones uterinas.

Las personas con úlceras gástricas, enfermedad inflamatoria intestinal o trastornos hemorrágicos deben evitar el consumo excesivo de anís verde, ya que puede empeorar estos problemas de salud.

Interacciones:
Puede interactuar con ciertos fármacos, como los anticoagulantes y antiagregantes plaquetarios, aumentando el riesgo de sangrado. Se recomienda precaución y consultar a un médico si se está tomando alguno de estos medicamentos.

El anís verde puede tener un efecto sedante suave, por lo que puede potenciar los efectos de los medicamentos sedantes o anestésicos. Se debe tener precaución si se está tomando medicamentos de este tipo.

Si se toman medicamentos que son metabolizados por el hígado, como ciertos medicamentos para el colesterol o los anticonceptivos orales, el anís verde puede interferir con su metabolismo y disminuir su efectividad.

Boldo (Peumus boldus)

Descripción:
El boldo es un arbusto perenne que pertenece a la familia de las Monimiáceas. Es originario de Sudamérica, específicamente de Chile, y se ha extendido a otras regiones con climas similares. El boldo tiene hojas coriáceas, lanceoladas y de color verde oscuro. Sus flores son pequeñas y amarillas, y produce pequeños frutos redondos de color negro cuando maduran. El boldo se caracteriza por su fuerte aroma y sabor amargo.

Hábitat y cultivo:
El boldo crece de forma silvestre en zonas montañosas de clima mediterráneo y subtropical. Requiere suelos bien drenados y prefiere áreas con exposición al sol. En cuanto a su cultivo, se puede propagar a través de semillas, aunque también es común reproducirlo mediante esquejes. Es una planta resistente y puede tolerar condiciones de sequía.

Partes utilizadas:
Las partes utilizadas son principalmente las hojas. Estas se recolectan manualmente y se secan para su posterior uso. Las hojas secas contienen los compuestos beneficiosos que brindan sus propiedades medicinales.

Componentes:
El boldo contiene varios componentes químicos que le confieren sus propiedades terapéuticas. Algunos de los principales componentes incluyen alcaloides (como la boldina), flavonoides, aceites esenciales, taninos y compuestos antioxidantes. Estos compuestos contribuyen a las propiedades medicinales del boldo.

Historia y tradición:
El boldo tiene una larga historia de uso en la medicina tradicional de Sudamérica. Los pueblos indígenas de Chile lo utilizaban para tratar diversos trastornos digestivos, como la indigestión y los cólicos. Además, se considera una planta sagrada en algunas culturas y se ha utilizado en rituales y ceremonias para purificar el cuerpo y el espíritu.

Propiedades terapéuticas:
Se utiliza principalmente por sus propiedades digestivas y hepáticas. Algunos de los beneficios terapéuticos asociados con el boldo incluyen:

Estimula la producción de bilis y ayuda en la digestión de las grasas.

Alivia los trastornos digestivos, como la indigestión, el malestar estomacal y los gases.

Protege y estimula la función hepática, ayudando en la desintoxicación del cuerpo.

Tiene propiedades antioxidantes y antiinflamatorias.
Se utiliza tradicionalmente como un diurético suave y para aliviar los síntomas de la cistitis.

Curiosidades:

Es una planta muy apreciada en la medicina tradicional de América del Sur, y también se utiliza en la preparación de bebidas y licores, como el famoso "pisco sour" en Chile.

En algunos países, como Argentina y Chile, el boldo es considerado un símbolo nacional y se le atribuyen propiedades curativas y protectoras.

En la tradición popular, se dice que el boldo ayuda a aliviar las resacas y los malestares estomacales causados por el consumo excesivo de alcohol.

Efectos adversos o secundarios:
En general, se considera seguro cuando se consume en cantidades moderadas. Sin embargo, algunas personas pueden experimentar efectos adversos, como malestar estomacal, náuseas, vómitos o diarrea.

El consumo excesivo puede causar irritación del estómago y los riñones, y en casos extremos, puede provocar daño hepático.
Algunas personas pueden tener una reacción alérgica al boldo, por lo que se recomienda precaución si se tiene una sensibilidad conocida a plantas de la familia de las Monimiáceas.

Contraindicaciones:
No se recomienda para mujeres embarazadas o en período de lactancia, ya que puede tener efectos estimulantes uterinos y no hay suficiente evidencia sobre su seguridad en estas situaciones.

Aquellos con enfermedades hepáticas o renales graves deben evitar su consumo, ya que puede agravar estas condiciones.

Las personas con obstrucción de las vías biliares o cálculos biliares deben evitar su consumo, ya que puede aumentar los síntomas o causar complicaciones.

Interacciones:
Puede tener interacciones con algunos medicamentos, como los anticoagulantes o antiagregantes plaquetarios, aumentando el riesgo de sangrado. Se debe tener precaución y consultar a un médico si se está tomando alguno de estos medicamentos.

Debido a su efecto diurético, puede potenciar los efectos de los medicamentos diuréticos, lo que podría llevar a una mayor pérdida de líquidos y electrolitos.

Si se toman medicamentos que son metabolizados por el hígado, como ciertos medicamentos para el colesterol o los anticonceptivos orales, el boldo puede interferir con su metabolismo y disminuir su efectividad.

Caléndula (Calendula officinalis)

Descripción:
La caléndula es una planta herbácea anual o bienal perteneciente a la familia Asteraceae. Se caracteriza por tener hojas lanceoladas de color verde claro y flores grandes y vistosas, generalmente de color amarillo o naranja brillante. Las flores de la caléndula tienen un aspecto similar al de las margaritas, con pétalos en forma de lengüeta y un centro lleno de pequeñas flores tubulares.

Hábitat y cultivo:
La caléndula es originaria de la región mediterránea, pero se ha naturalizado en muchas partes del mundo. Prefiere crecer en climas templados y soleados, aunque puede tolerar condiciones de sombra parcial. Se adapta bien a diferentes tipos de suelos, siempre que estén bien drenados. Es común encontrarla en jardines, campos y praderas.

En cuanto al cultivo, la caléndula se puede cultivar a partir de semillas, que se siembran en primavera u otoño. Se recomienda una siembra directa en el suelo o en macetas, a una profundidad de aproximadamente 1 cm. La planta es resistente y fácil de cuidar, requiriendo riegos regulares pero moderados. Florece durante el verano y el otoño, y sus flores se pueden cosechar para su uso.

Partes utilizadas:
Las partes utilizadas de la caléndula son principalmente las flores. Estas se recolectan cuando están completamente abiertas

y en plena floración. Las flores se secan y luego se utilizan en diversas formas, como infusiones, aceites, ungüentos o tinturas. También se pueden utilizar frescas en ensaladas u otros platos.

Componentes:
Contiene una variedad de componentes beneficiosos, incluyendo flavonoides, carotenoides, aceites esenciales, ácidos fenólicos y triterpenos. Estos componentes le confieren a la planta sus propiedades medicinales y antioxidantes.

Historia y tradición:
La caléndula tiene una larga historia de uso en la medicina popular y la tradición herbal. Ha sido apreciada por sus propiedades medicinales y se ha utilizado para tratar una amplia gama de afecciones, como heridas, quemaduras, inflamaciones cutáneas, problemas digestivos y dolencias ginecológicas. Además, la caléndula ha sido considerada como un símbolo de alegría y prosperidad en muchas culturas, y se ha utilizado en celebraciones y rituales.

Propiedades terapéuticas:
Es conocida por sus propiedades terapéuticas y beneficios para la salud. Algunas de las propiedades atribuidas a esta planta incluyen acciones antiinflamatorias, cicatrizantes, antisépticas, antioxidantes y calmantes. Se ha utilizado tópicamente para tratar quemaduras leves, cortes, abrasiones, picaduras de insectos, eccemas y dermatitis. También se ha utilizado en productos para el cuidado de la piel, como cremas, lociones y ungüentos, debido a sus propiedades hidratantes y su capacidad para mejorar la apariencia de la piel.

Curiosidades:
La caléndula, también conocida como "maravilla", es una planta medicinal ampliamente utilizada por sus propiedades curativas y cosméticas.

Es originaria del sur de Europa, aunque en la actualidad se cultiva en diversas regiones del mundo.

Sus flores son de color naranja brillante y se utilizan tanto frescas como secas para preparar infusiones, aceites y cremas.

La caléndula ha sido utilizada desde la antigüedad por sus propiedades antiinflamatorias, cicatrizantes y antioxidantes.

Es comúnmente utilizada en la industria cosmética para la fabricación de cremas, lociones y productos para el cuidado de la piel.

Además de sus usos externos, la caléndula también se consume en forma de infusión para tratar problemas digestivos y regular el ciclo menstrual.

En la medicina tradicional, se le atribuyen propiedades antiespasmódicas, diuréticas y emenagogas.

Efectos adversos o secundarios:
En general, la caléndula es considerada segura para su uso tópico o como infusión. Sin embargo, algunas personas pueden experimentar reacciones alérgicas como enrojecimiento, irritación o picazón en la piel.

En casos raros, se han reportado reacciones alérgicas graves, como hinchazón de la cara, labios o lengua, dificultad para respirar o erupciones cutáneas extensas. Si se presentan estos síntomas, se debe buscar atención médica de inmediato.

Contraindicaciones:
Aunque la caléndula se considera segura para la mayoría de las personas, existen algunas contraindicaciones a tener en cuenta.

Las personas alérgicas a las plantas de la familia Asteraceae, como el crisantemo, el árnica o la margarita, pueden ser más propensas a desarrollar reacciones alérgicas a la caléndula y deben evitar su uso.

En caso de embarazo o lactancia, se recomienda consultar a un profesional de la salud antes de utilizar productos con caléndula, ya que no se dispone de suficiente evidencia sobre su seguridad en estas etapas.

Si se tiene programada una cirugía, se debe evitar el uso de caléndula, ya que puede interferir con la coagulación de la sangre.

Interacciones:
Hasta la fecha, no se han reportado interacciones significativas entre la caléndula y medicamentos específicos. Sin embargo, siempre es recomendable consultar a un médico o farmacéutico antes de combinar la caléndula con otros medicamentos.

Dado que la caléndula puede tener propiedades anticoagulantes, es importante tener precaución si se está tomando medicamentos anticoagulantes, como warfarina, ya que podría aumentar el riesgo de sangrado.

También se recomienda precaución si se está tomando medicamentos para la diabetes, ya que la caléndula podría disminuir los niveles de azúcar en la sangre.

Es importante recordar que esta información es general y no sustituye el consejo médico profesional.

Hinojo (Foeniculum vulgare)

Descripción:
El hinojo es una planta herbácea perenne perteneciente a la familia de las Apiaceae. Tiene tallos erectos y estriados, que pueden alcanzar una altura de hasta 2 metros. Las hojas son largas y finamente divididas, de color verde brillante. Las flores son pequeñas y amarillas, agrupadas en umbelas. El hinojo produce frutos secos y alargados, que contienen las semillas. Tanto las hojas como las semillas tienen un aroma distintivo y un sabor anisado.

Hábitat y cultivo:
El hinojo es originario de la región del Mediterráneo, pero se cultiva en muchas partes del mundo debido a su valor culinario y medicinal. Prefiere suelos bien drenados y fértiles, y puede crecer en pleno sol o en áreas de sombra parcial. Es resistente a la sequía y puede tolerar temperaturas frías. Se cultiva fácilmente a partir de semillas y se puede encontrar tanto en jardines como en cultivos comerciales.

Partes utilizadas:
En el hinojo, las partes utilizadas con fines culinarios y medicinales son las semillas, las hojas y los tallos. Las semillas son las más comúnmente utilizadas, ya sea enteras o molidas. Las hojas y los tallos también se pueden utilizar frescos o secos para dar sabor a platos.

Componentes:
Contiene una variedad de componentes beneficiosos para la salud. Las semillas son ricas en aceites esenciales, como el anetol, que le confieren su aroma y sabor característicos. También contienen compuestos fenólicos, flavonoides y fitoquímicos, que tienen propiedades antioxidantes y antiinflamatorias. El hinojo también es una buena fuente de fibra dietética, vitaminas (como la vitamina C y la vitamina B6) y minerales (como el calcio, el hierro y el potasio).

Historia y tradición:
El hinojo tiene una larga historia de uso en la medicina tradicional y la cocina de diferentes culturas. En la medicina ayurvédica de la India, se ha utilizado para tratar problemas digestivos, como la indigestión y los cólicos. En la medicina tradicional china, se ha utilizado para mejorar la digestión, aliviar los gases y promover la lactancia materna. Además, el hinojo ha sido utilizado en la cocina mediterránea desde la antigüedad, tanto por su sabor como por sus propiedades digestivas.

Propiedades terapéuticas:
El hinojo tiene propiedades terapéuticas que lo hacen valioso en la medicina natural. Se ha utilizado para aliviar problemas digestivos, como la indigestión, los cólicos y la flatulencia. También se ha utilizado para tratar afecciones respiratorias, como la tos y el resfriado común, debido a sus propiedades expectorantes y antiespasmódicas. El hinojo también se ha utilizado para estimular el apetito, promover la lactancia materna y aliviar los síntomas del síndrome premenstrual. Además, se ha investigado su potencial para reducir la inflamación, mejorar la salud ocular y promover la salud cardiovascular. Sin embargo, es importante tener en cuenta que el hinojo puede tener efectos adversos en algunas personas, como alergias.

Curiosidades:
El hinojo tiene algunas curiosidades interesantes asociadas a su historia y uso. En la antigua Grecia, se creía que el hinojo era una planta sagrada y se usaba en ceremonias religiosas. Además, los guerreros griegos y romanos solían masticar las semillas de hinojo para aumentar su fuerza y resistencia. En la Edad Media, se creía que el hinojo tenía poderes mágicos y se utilizaba como talismán para proteger contra el mal de ojo y los hechizos malignos. En la cocina, el hinojo es conocido por su uso en platos tradicionales como el pan de hinojo y el licor de hinojo, que se consume en muchos países mediterráneos.

Efectos adversos o secundarios:
Aunque el hinojo se considera generalmente seguro para la mayoría de las personas cuando se consume en cantidades moderadas, puede causar algunos efectos adversos en algunas personas. Algunas personas pueden experimentar alergias al hinojo, que pueden manifestarse como erupciones cutáneas, picazón o dificultad para respirar. Además, el consumo excesivo de hinojo puede causar malestar estomacal, diarrea o sensación de ardor en el estómago. En casos raros, se han informado reacciones alérgicas graves, como hinchazón de la cara, labios o lengua, que requieren atención médica inmediata.

Contraindicaciones:
Aunque es generalmente seguro para la mayoría de las personas, hay algunas contraindicaciones a tener en cuenta. Las mujeres embarazadas deben evitar el consumo de hinojo, ya que puede estimular el útero y provocar contracciones, lo que puede ser peligroso durante el embarazo. También se recomienda precaución en mujeres lactantes, ya que no se sabe con certeza si el consumo de hinojo puede afectar la producción de leche materna. Las personas con trastornos de la coagulación de la sangre o que toman anticoagulantes deben evitar el hinojo, ya que puede aumentar el riesgo de sangrado.

Interacciones:
El hinojo puede interactuar con algunos medicamentos, por lo que es importante tener precaución al combinarlo con otros tratamientos. Por ejemplo, el hinojo puede aumentar los efectos de los medicamentos anticoagulantes, como la warfarina,

aumentando el riesgo de sangrado. Además, el hinojo puede interferir con la absorción de ciertos medicamentos, como los inhibidores de la bomba de protones utilizados para tratar la acidez estomacal o los medicamentos para la tiroides. También se ha informado que el hinojo puede tener un efecto estrogénico débil, por lo que las personas que toman terapia hormonal o tienen antecedentes de cáncer relacionado con hormonas deben tener precaución y consultar a su médico antes de usar hinojo o suplementos de hinojo.

Jengibre (Zingiber officinale)

Descripción:
Es una planta perenne con tallos subterráneos llamados rizomas. Tiene hojas largas y estrechas, y flores amarillas o blancas en forma de cono. El rizoma es la parte más utilizada, y tiene un sabor picante y aromático.

Hábitat y cultivo:
El jengibre es originario de Asia tropical y se cultiva en muchas partes del mundo. Prefiere climas cálidos y húmedos, y se puede cultivar tanto en jardines como en macetas en interiores.

Partes utilizadas:
El rizoma del jengibre es la parte más utilizada. Se recolecta, se pela y se utiliza fresco o seco para su uso culinario y medicinal. También se pueden utilizar las hojas y las flores en ciertas preparaciones.

Componentes:
El jengibre contiene compuestos activos como gingerol, shogaol y zingibereno, que le confieren sus propiedades medicinales. También contiene antioxidantes, vitaminas y minerales.

El jengibre es una planta perenne originaria de Asia tropical. Ha sido utilizado durante siglos tanto como especia en la cocina como en la medicina tradicional debido a sus múltiples beneficios para la salud.

Historia y tradición:
Esta planta ha sido cultivada y utilizada en Asia desde hace más de 5,000 años. Se cree que su origen se encuentra en la región costera del sur de Asia, específicamente en lo que hoy conocemos como India y China. Desde allí, se ha extendido a diversas partes del mundo y se ha integrado en las tradiciones culinarias y medicinales de muchas culturas.

El jengibre ha sido especialmente valorado en la medicina tradicional asiática, como la medicina ayurvédica y la medicina tradicional china. En estas tradiciones, se considera una planta "caliente" que puede ayudar a equilibrar el cuerpo y tratar una variedad de dolencias. Se ha utilizado para aliviar problemas digestivos, como náuseas, vómitos y malestar estomacal. Además, se ha utilizado como un tónico general para fortalecer el sistema inmunológico y promover la circulación sanguínea.

Propiedades terapéuticas:
El jengibre contiene compuestos bioactivos, como los gingeroles y los shogaoles, que le confieren sus propiedades medicinales. Estos compuestos son los responsables del sabor y aroma característicos del jengibre, pero también tienen efectos beneficiosos en el cuerpo humano.

Una de las propiedades más conocidas del jengibre es su capacidad para aliviar las náuseas y los vómitos. Numerosos estudios han demostrado que el consumo de jengibre puede ser efectivo en el alivio de las náuseas causadas por el embarazo, la quimioterapia o la cirugía. Los compuestos del jengibre actúan en el sistema digestivo, reduciendo la sensación de malestar y mejorando la motilidad intestinal.

Además, el jengibre también se ha utilizado para aliviar el dolor y la inflamación. Se ha demostrado que los gingeroles y los shogaoles tienen propiedades antiinflamatorias y analgésicas, lo que los convierte en una opción natural para el alivio del dolor en condiciones como la artritis, los dolores musculares y las migrañas. Algunos estudios incluso sugieren que el consumo regular de jengibre puede ayudar a reducir la inflamación crónica en el cuerpo.

El jengibre también puede tener efectos positivos en la salud cardiovascular. Se ha sugerido que el consumo regular de jengibre puede ayudar a reducir los niveles de colesterol y triglicéridos en la sangre, así como mejorar la circulación sanguínea. Estos efectos podrían contribuir a la salud del corazón y reducir el riesgo de enfermedades cardiovasculares.

Curiosidades:
El jengibre, cuyo nombre científico es Zingiber officinale, es una planta originaria de Asia tropical. Ha sido utilizado durante siglos tanto en la cocina como en la medicina tradicional debido a sus propiedades medicinales. Aquí tienes algunas curiosidades interesantes sobre el jengibre:

Sabor picante y refrescante: El jengibre tiene un sabor distintivo, con un toque picante y refrescante. Este sabor característico se debe a la presencia de compuestos activos como los gingeroles y los shogaols, que también le confieren sus propiedades medicinales.

Uso ancestral: El jengibre ha sido utilizado en la medicina tradicional china e india desde hace más de 2.000 años. Se ha utilizado para tratar una amplia variedad de afecciones, desde problemas digestivos hasta dolores musculares y resfriados.

Uso culinario: Además de sus propiedades medicinales, el jengibre es una especia muy popular en la cocina. Se utiliza en platos dulces y salados, como curries, postres, infusiones y bebidas refrescantes como el ginger ale.

Efectos adversos o secundarios:
Aunque es generalmente seguro para la mayoría de las personas cuando se consume en cantidades moderadas, algunas personas pueden experimentar efectos adversos o secundarios:

Malestar estomacal: En algunas personas, el consumo excesivo de jengibre puede causar malestar estomacal, náuseas, acidez o diarrea. Estos efectos secundarios son generalmente leves y desaparecen por sí solos.

Interferencia con fármacos: Puede interactuar con ciertos

medicamentos, como los anticoagulantes o los antihipertensivos. Se recomienda precaución al combinar el jengibre con estos medicamentos y es importante consultar a un médico antes de hacerlo.

Reacciones alérgicas: Aunque son raras, algunas personas pueden presentar alergia al jengibre. Esto puede manifestarse como erupciones cutáneas, picazón, hinchazón o dificultad para respirar. Si se experimenta alguna reacción alérgica, se debe buscar atención médica de inmediato.

Contraindicaciones:
Existen contraindicaciones a tener en cuenta al utilizar el jengibre:

Trastornos de coagulación: Debido a su capacidad para inhibir la agregación plaquetaria, se debe tener precaución al consumir jengibre en personas que tienen trastornos de coagulación o que toman medicamentos anticoagulantes. Se recomienda consultar a un médico antes de usarlo.

Embarazo y lactancia: Aunque se ha utilizado tradicionalmente para tratar las náuseas del embarazo, se recomienda precaución durante el embarazo y la lactancia. Se debe consultar a un médico antes de usarlo en estas etapas.

Interacciones:
Puede interactuar con ciertos medicamentos y suplementos, por lo que es importante tener precaución al combinarlo con otros tratamientos. Algunas interacciones conocidas incluyen:

Anticoagulantes: Debido a su capacidad para inhibir la agregación plaquetaria, el jengibre puede aumentar el riesgo de sangrado al combinarse con medicamentos anticoagulantes como la warfarina. Se recomienda supervisión médica si se utilizan ambos tratamientos.

Antihipertensivos: El jengibre puede tener efectos hipotensores, por lo que podría interactuar con medicamentos para la presión arterial alta. Se debe tener precaución y consultar a tu médico antes de usarlo si se están tomando medicamentos para la hipertensión.

Es importante tener en cuenta que la información proporcionada aquí es general y no sustituye el consejo médico.

Malva (Malva sylvestris)

Descripción:
La malva es una planta herbácea perenne perteneciente a la familia de las Malváceas. Tiene un tallo erecto y ramificado que puede alcanzar una altura de hasta 1 metro. Sus hojas son grandes, palmadas y dentadas, con un color verde brillante. Las flores de la malva son en forma de embudo y varían en color, desde el rosa pálido hasta el púrpura intenso. Esta planta es conocida por su belleza y se utiliza tanto en jardines ornamentales como en la medicina tradicional.

Hábitat y cultivo:
La malva es originaria de Europa y se encuentra comúnmente en praderas, bordes de caminos y terrenos baldíos. Se adapta a diferentes tipos de suelos, aunque prefiere aquellos bien drenados y ricos en nutrientes. Esta planta puede crecer en climas templados y cálidos, tolerando tanto el sol directo como la sombra parcial. La malva se propaga fácilmente a través de semillas y también puede ser cultivada a partir de esquejes.

Partes utilizadas:
En la malva, se utilizan principalmente las hojas y las flores con fines medicinales. Las hojas se recolectan cuando la planta está en pleno crecimiento, mientras que las flores se recolectan cuando están completamente abiertas. Estas partes de la planta se secan y luego se utilizan para preparar infusiones, extractos o ungüentos.

Componentes:
La malva contiene varios componentes bioactivos que le atribuyen sus propiedades terapéuticas. Entre ellos se encuentran los mucílagos, que son sustancias gelatinosas que tienen propiedades emolientes y suavizantes. También contiene

flavonoides, antioxidantes y compuestos fenólicos, que tienen efectos antiinflamatorios y antioxidantes.

Historia y tradición:
La malva ha sido utilizada durante siglos en la medicina tradicional de diferentes culturas. Se cree que los antiguos egipcios y griegos utilizaban la malva para tratar diversas afecciones, como enfermedades respiratorias, irritaciones cutáneas y problemas digestivos. Además, la malva ha sido considerada una planta sagrada en algunas tradiciones y se le atribuyen propiedades protectoras y mágicas.

Propiedades terapéuticas:
Se utiliza en la medicina herbal debido a sus propiedades terapéuticas. Se le atribuyen propiedades antiinflamatorias, emolientes, suavizantes y cicatrizantes. Por lo tanto, se utiliza para tratar afecciones respiratorias como la tos y el resfriado, así como problemas digestivos como la gastritis y la acidez estomacal. También se utiliza tópicamente para aliviar la irritación de la piel, como quemaduras leves, erupciones cutáneas y picaduras de insectos.

Curiosidades:
La malva, también conocida como Malva sylvestris, es una planta herbácea perenne que tiene algunas curiosidades interesantes asociadas a ella. Por ejemplo, la malva ha sido utilizada desde la antigüedad por sus propiedades medicinales y se le atribuían propiedades mágicas y protectoras. Además, esta planta es conocida por su belleza, ya que produce flores vistosas en tonos que van desde el rosa claro hasta el púrpura intenso.

Efectos adversos o secundarios:
Aunque la malva se considera generalmente segura, en casos raros pueden presentarse efectos adversos o secundarios. Algunas personas pueden experimentar reacciones alérgicas al entrar en contacto con la planta o al consumir sus partes. Además, el consumo excesivo de malva puede tener un efecto laxante y provocar diarrea. Es importante destacar que, al igual que con cualquier planta medicinal, es recomendable utilizarla con moderación y consultar a un profesional de la salud si se presentan efectos adversos.

Contraindicaciones:
No presenta contraindicaciones significativas, pero se recomienda precaución en ciertos casos. Por ejemplo, las personas con antecedentes de alergias o sensibilidad a otras plantas de la familia de las Malváceas pueden tener mayor riesgo de desarrollar reacciones alérgicas a la malva. Además, se aconseja evitar el uso de malva durante el embarazo y la lactancia, ya que no se han realizado suficientes estudios para determinar su seguridad en estas etapas.

Interacciones:
La malva no se ha asociado con interacciones significativas con medicamentos o suplementos. Sin embargo, siempre es recomendable consultar a un profesional de la salud si se está tomando algún medicamento o si se tienen condiciones de salud preexistentes antes de utilizar la malva de forma terapéutica. Esto es especialmente relevante si se están tomando anticoagulantes u otros medicamentos que puedan tener interacciones con hierbas o plantas medicinales en general.

Malvavisco (Althaea officinalis)

Descripción:
El malvavisco (Althaea officinalis) es una planta herbácea perenne de la familia de las Malváceas. Tiene un tallo erecto y peludo que puede alcanzar una altura de hasta 1,5 metros. Las hojas son grandes, lobuladas y dentadas, de color verde oscuro. Las flores del malvavisco son grandes y vistosas, con cinco pétalos en tonos que van desde el blanco hasta el rosa claro o morado. La planta tiene una raíz principal gruesa y carnosa que es utilizada con fines medicinales.

Hábitat y cultivo:
El malvavisco es nativo de Europa y se encuentra comúnmente en áreas húmedas, como los márgenes de ríos y estanques. Prefiere suelos ricos en nutrientes y bien drenados. Aunque es resistente al frío, también puede crecer en climas más cálidos. El malvavisco puede propagarse a través de semillas o mediante la división de la raíz. Es una planta resistente y de fácil cultivo en

jardines y huertos.

Partes utilizadas:
La raíz del malvavisco es la parte más utilizada con fines medicinales. Se recolecta en otoño, cuando la planta ha completado su ciclo de crecimiento y las hojas han caído. La raíz se seca y se utiliza para preparar infusiones, extractos y ungüentos. También se pueden utilizar las hojas y las flores, aunque en menor medida.

Componentes:
El malvavisco contiene varios componentes activos que le atribuyen sus propiedades medicinales. Entre ellos se encuentran los mucílagos, sustancias gelatinosas que tienen propiedades emolientes y suavizantes. También contiene flavonoides, taninos, ácidos fenólicos y alantoína, que tienen propiedades antiinflamatorias, antioxidantes y cicatrizantes.

Historia y tradición:
El malvavisco ha sido utilizado desde la antigüedad con fines medicinales y culinarios. Los egipcios y los griegos utilizaban el malvavisco para tratar afecciones respiratorias, digestivas y cutáneas. Además, en la tradición popular, se cree que el malvavisco tiene propiedades protectoras y se utiliza para ahuyentar los malos espíritus. También se le atribuyen propiedades afrodisíacas y se ha utilizado en rituales de amor y fertilidad.

Propiedades terapéuticas:
Esta planta se utiliza en la medicina herbal debido a sus propiedades terapéuticas. Se le atribuyen propiedades antiinflamatorias, emolientes, suavizantes y cicatrizantes. Por lo tanto, se utiliza para aliviar la irritación y la inflamación de la garganta, tos, resfriado, bronquitis y problemas digestivos como gastritis y úlceras. También se utiliza tópicamente para aliviar la irritación de la piel, quemaduras leves, picaduras de insectos y heridas.

Curiosidades:
El malvavisco, también conocido como Althaea officinalis, tiene algunas curiosidades interesantes asociadas a él. Por ejemplo, su nombre científico "Althaea" deriva de la palabra

griega que significa "cura" o "sanación", lo cual refleja su larga historia de uso medicinal. Además, el malvavisco ha sido utilizado tradicionalmente para hacer malvaviscos, dulces blandos y pegajosos que se crearon originalmente a partir de la raíz de la planta. Estos dulces recibieron su nombre en honor al malvavisco debido a su textura suave y pegajosa.

Efectos adversos o secundarios:
Aunque se considera generalmente seguro, en casos raros pueden presentarse efectos adversos o secundarios. Algunas personas pueden experimentar reacciones alérgicas al entrar en contacto con la planta o al consumir sus partes. Además, el consumo excesivo de malvavisco puede tener un efecto laxante y provocar diarrea. Es importante destacar que, al igual que con cualquier planta medicinal, es recomendable utilizarla con moderación y consultar a un profesional de la salud si se presentan efectos adversos.

Contraindicaciones:
No presenta contraindicaciones significativas, pero se recomienda precaución en ciertos casos. Por ejemplo, las personas con antecedentes de alergias o sensibilidad a otras plantas de la familia de las Malváceas pueden tener mayor riesgo de desarrollar reacciones alérgicas al malvavisco. Además, se aconseja evitar el uso de malvavisco durante el embarazo y la lactancia, ya que no se han realizado suficientes estudios para determinar su seguridad en estas etapas.

Interacciones:
El malvavisco no se ha asociado con interacciones significativas con medicamentos o suplementos. Sin embargo, siempre es recomendable consultar a un profesional de la salud si se está tomando algún medicamento o si se tienen condiciones de salud preexistentes antes de utilizar el malvavisco de forma terapéutica. Esto es especialmente relevante si se están tomando anticoagulantes u otros medicamentos que puedan tener interacciones con hierbas o plantas medicinales en general.

Manzanilla (Matricaria chamomilla)

Descripción:
La manzanilla es una planta herbácea anual que pertenece a la familia de las asteráceas. Tiene un tallo erecto y ramificado que puede alcanzar una altura de hasta 60 centímetros. Las hojas son finamente divididas y de color verde claro. Las flores de la manzanilla son pequeñas y tienen forma de margarita, con un centro amarillo rodeado de pétalos blancos. Al frotar las flores entre los dedos, se desprende un aroma distintivo a manzana.

Hábitat y cultivo:
La manzanilla es nativa de Europa y se encuentra comúnmente en regiones de clima templado. Crece mejor en suelos bien drenados y ricos en nutrientes. Se puede encontrar en prados, campos, bordes de caminos y jardines. La manzanilla es una planta resistente y adaptable, y puede crecer en una amplia gama de condiciones. También se puede cultivar fácilmente a partir de semillas o mediante la división de plantas existentes.

Partes utilizadas:
Las partes utilizadas de la manzanilla son las flores secas. Estas se recolectan cuando están completamente abiertas y se secan al aire para conservar sus propiedades terapéuticas. Las flores secas se utilizan para preparar infusiones, extractos, aceites esenciales y productos cosméticos.

Componentes:
La manzanilla contiene una variedad de componentes que le atribuyen sus propiedades terapéuticas. Entre ellos se encuentran los aceites esenciales, como el bisabolol y el óxido de azuleno, que tienen propiedades antiinflamatorias y calmantes. También contiene flavonoides, como la apigenina, que tienen propiedades antioxidantes y antiinflamatorias. Otros componentes presentes en la manzanilla incluyen ácido cafeico, cumarinas y polifenoles.

Historia y tradición:
Ha sido utilizada desde la antigüedad por diversas culturas debido a sus propiedades terapéuticas. Los antiguos egipcios la utilizaban en rituales religiosos y en el cuidado de la piel. También era conocida y utilizada en la medicina tradicional griega y romana. En la tradición popular, la manzanilla se ha

asociado con propiedades calmantes y relajantes, y se ha utilizado para aliviar el estrés, la ansiedad y los trastornos del sueño.

Propiedades terapéuticas:
La manzanilla es conocida por sus propiedades terapéuticas y se utiliza en la medicina herbal por sus diversos beneficios para la salud. Se le atribuyen propiedades antiinflamatorias, antioxidantes, antibacterianas, calmantes y digestivas. La manzanilla se utiliza comúnmente para aliviar el malestar estomacal, los cólicos, la indigestión y las náuseas. También se utiliza para aliviar el estrés, la ansiedad y promover la relajación. Además, se ha utilizado tópicamente para aliviar la irritación de la piel, las quemaduras leves y las afecciones cutáneas como la dermatitis y el eccema.

Curiosidades:
La manzanilla (Matricaria chamomilla) es una planta herbácea de la familia de las asteráceas que tiene algunas curiosidades interesantes asociadas a ella. Por ejemplo, su nombre proviene del griego "chamaimelon", que significa "manzana en tierra", debido a su aroma a manzana característico. Además, la manzanilla ha sido utilizada durante siglos en múltiples culturas por sus propiedades terapéuticas, y se considera una de las hierbas más antiguas y populares en la medicina herbal.

Efectos adversos o secundarios:
En general, la manzanilla se considera segura y bien tolerada. Sin embargo, en algunos casos, pueden presentarse efectos adversos o secundarios. Algunas personas pueden experimentar reacciones alérgicas al entrar en contacto con la planta o al consumir productos que contienen manzanilla. Además, el consumo excesivo de manzanilla puede causar molestias estomacales, náuseas o vómitos en algunas personas. Es importante tener en cuenta estos posibles efectos y, en caso de experimentarlos, suspender su uso y consultar a un profesional de la salud.

Contraindicaciones:
A pesar de ser generalmente segura, existen algunas contraindicaciones asociadas al uso de la manzanilla. Por ejemplo, las

personas que tienen alergia a otras plantas de la familia de las asteráceas, como la ambrosía o el girasol, pueden tener mayor riesgo de desarrollar reacciones alérgicas a la manzanilla. Además, se recomienda precaución en mujeres embarazadas o en período de lactancia, ya que no se han realizado suficientes estudios para determinar su seguridad en estas etapas.

Interacciones:
En general, no se ha asociado con interacciones significativas con medicamentos. Sin embargo, siempre es recomendable consultar a un profesional de la salud si se está tomando algún medicamento o si se tienen condiciones de salud preexistentes antes de utilizar la manzanilla con fines terapéuticos. Algunos estudios sugieren que la manzanilla puede tener efectos anticoagulantes leves, por lo que se debe tener precaución al combinarla con medicamentos anticoagulantes o antiplaquetarios.

Melisa o toronjil (Melissa officinalis)

Descripción:
La melisa es una planta herbácea perenne que pertenece a la familia de las Lamiáceas. Tiene un tallo cuadrangular y ramificado que puede alcanzar una altura de hasta 70 centímetros. Las hojas son opuestas, ovaladas y dentadas, de color verde claro. Las flores de la melisa son pequeñas, de color blanco o rosado, y se agrupan en espigas terminales. Al frotar las hojas entre los dedos, se desprende un aroma cítrico y fresco.

Hábitat y cultivo:
La melisa es originaria de la región mediterránea, aunque actualmente se cultiva en diversas partes del mundo. Crece mejor en suelos bien drenados y ricos en nutrientes. Se puede encontrar en jardines, bordes de caminos y áreas silvestres. La melisa es una planta resistente y adaptable, y puede crecer en una amplia gama de condiciones. Se propaga fácilmente a través de semillas, esquejes o división de plantas existentes.

Partes utilizadas:

Las partes utilizadas de la melisa son las hojas y los tallos. Estas se recolectan cuando la planta está en plena floración y se secan al aire para conservar sus propiedades terapéuticas. Las hojas y los tallos secos se utilizan para preparar infusiones, tinturas, aceites esenciales y productos cosméticos.

Componentes:
La melisa contiene una variedad de componentes que le atribuyen sus propiedades terapéuticas. Entre ellos se encuentran los aceites esenciales, como el citronelal, el citral y el geraniol, que le confieren su aroma cítrico característico y tienen propiedades sedantes y calmantes. También contiene flavonoides, como la luteolina y la apigenina, que tienen propiedades antioxidantes y antiinflamatorias. Otros componentes presentes en la melisa incluyen ácido rosmarínico, polifenoles y taninos.

Historia y tradición:
La melisa ha sido utilizada desde la antigüedad por diversas culturas debido a sus propiedades terapéuticas. En la antigua Grecia, se le atribuían propiedades para aliviar el estrés, la ansiedad y promover la relajación. También era conocida como "elixir de la juventud" debido a su capacidad para calmar el corazón y mejorar el estado de ánimo. En la medicina tradicional europea, la melisa se ha utilizado para tratar trastornos del sueño, problemas digestivos y afecciones del sistema nervioso.

Propiedades terapéuticas:
La melisa es conocida por sus propiedades terapéuticas y se utiliza en la medicina herbal por sus diversos beneficios para la salud. Se le atribuyen propiedades sedantes, calmantes, antiespasmódicas, carminativas y digestivas. La melisa se utiliza comúnmente para aliviar el estrés, la ansiedad, el insomnio y promover la relajación. También se utiliza para aliviar los trastornos digestivos, como la indigestión, los gases y los cólicos. Además, se ha utilizado tópicamente para aliviar la irritación de la piel, las picaduras de insectos y las afecciones cutáneas leves.

Curiosidades:
Ha sido utilizada desde la antigüedad por sus propiedades terapéuticas, pero también tiene algunas curiosidades intere-

santes. Por ejemplo, su nombre científico, Melissa officinalis, proviene del griego "melissa", que significa abeja, ya que esta planta atrae a las abejas debido a su aroma y néctar. Otro dato curioso es que la melisa se ha utilizado tradicionalmente como repelente de insectos, especialmente mosquitos y moscas. Además, se ha utilizado en la fabricación de perfumes y productos cosméticos debido a su agradable aroma cítrico.

Efectos adversos o secundarios:
En general, la melisa se considera segura cuando se utiliza correctamente y en dosis adecuadas. Sin embargo, algunas personas pueden experimentar efectos adversos. Estos pueden incluir irritación gastrointestinal, como náuseas, vómitos o diarrea, especialmente cuando se consume en grandes cantidades. También se han reportado casos de alergias cutáneas en personas sensibles a la planta. En casos muy raros, se han reportado efectos sedantes excesivos o somnolencia en algunas personas. Si se experimenta alguno de estos efectos adversos, es recomendable suspender el uso de la melisa y consultar a un profesional de la salud.

Contraindicaciones:
Aunque la melisa se considera segura en general, existen algunas contraindicaciones a tener en cuenta. No se recomienda su uso en mujeres embarazadas o en período de lactancia, ya que no hay suficiente evidencia sobre su seguridad en estos casos. También se debe tener precaución en personas que tienen alergia a otras plantas de la familia de las Lamiáceas, como la menta o el orégano, ya que pueden ser más propensas a desarrollar reacciones alérgicas. Además, debido a sus propiedades sedantes, se recomienda evitar su consumo antes de conducir o realizar actividades que requieran atención y concentración.

Interacciones:
Puede interactuar con ciertos medicamentos y hierbas, por lo que es importante tener precaución en caso de estar tomando otros tratamientos. Puede potenciar los efectos sedantes de los medicamentos para dormir o los tranquilizantes, lo que puede causar somnolencia excesiva. También puede interactuar con fármacos anticoagulantes, como la warfarina, y aumentar el

riesgo de sangrado. Por lo tanto, es recomendable consultar a un profesional de la salud antes de combinar la melisa con otros medicamentos o hierbas para evitar posibles interacciones.

Milenrama (Achillea millefolium)

Descripción:
La milenrama es una planta herbácea perenne perteneciente a la familia Asteraceae. Se caracteriza por tener hojas finamente divididas y flores pequeñas agrupadas en corimbos de color blanco, rosa o amarillo. Alcanza una altura promedio de 30 a 60 centímetros y se encuentra ampliamente distribuida en regiones templadas de Europa, Asia y América del Norte.

Hábitat y cultivo:
La milenrama se adapta a una variedad de hábitats, incluyendo praderas, laderas, campos, márgenes de carreteras y jardines. Prefiere suelos bien drenados y soleados, pero también puede crecer en condiciones de sombra parcial. Es una planta resistente y puede tolerar condiciones adversas, como la sequía y el frío.

En cuanto al cultivo, la milenrama se puede propagar mediante semillas o división de matas. Las semillas se siembran en primavera u otoño, y las plantas jóvenes se trasplantan una vez que alcanzan un tamaño adecuado. La planta requiere un riego regular durante el primer año de crecimiento, pero posteriormente es bastante resistente y no necesita un mantenimiento intensivo.

Partes utilizadas:
Varias partes de la milenrama se utilizan con fines medicinales y cosméticos. Las partes más comúnmente utilizadas son las flores y las hojas, que se cosechan durante la temporada de floración. Estas partes de la planta se pueden secar y utilizar en forma de infusiones, tinturas, aceites esenciales o extractos.

Componentes:
La milenrama contiene una variedad de componentes

químicos que le confieren sus propiedades medicinales. Entre los componentes más destacados se encuentran los aceites esenciales, como el azuleno, el borneol, el cineol y el camazuleno. También contiene flavonoides, lactonas sesquiterpénicas, taninos, alcaloides y resinas.

Historia y tradición:
La milenrama tiene una larga historia de uso en la medicina tradicional de diferentes culturas. Se ha utilizado durante siglos en Europa y Asia como planta medicinal para tratar diversas afecciones, como trastornos digestivos, heridas, fiebre, dolores menstruales y problemas respiratorios. Además, en algunas culturas se ha asociado con propiedades místicas y se ha utilizado en rituales y amuletos de protección.

Propiedades terapéuticas:
Ha sido valorada por sus propiedades terapéuticas. Algunas de las propiedades atribuidas a esta planta incluyen acciones antiinflamatorias, antiespasmódicas, diuréticas, emenagogas (estimulantes del flujo menstrual), cicatrizantes y vulnerarias (ayuda en la cicatrización de heridas). También se ha utilizado en el alivio de dolores de cabeza, trastornos digestivos, fiebre y problemas circulatorios.

Curiosidades:
El nombre científico de la milenrama, Achillea millefolium, se deriva del héroe griego Aquiles. Según la leyenda, Aquiles usó la milenrama para tratar las heridas de sus soldados durante la guerra de Troya.

La milenrama ha sido utilizada en la fabricación de cerveza y licores, como el vermut, debido a su sabor amargo y sus propiedades aromáticas.

Es una planta atractiva para las mariposas y otros insectos polinizadores, lo que la convierte en una opción popular para jardines de vida silvestre y jardines de flores.

La milenrama ha sido utilizada históricamente para repeler insectos, como pulgas y mosquitos. Sus hojas se han colocado en armarios y camas para ahuyentar a los insectos.

Efectos adversos o secundarios:
En general, se considera segura cuando se utiliza correctamente. Sin embargo, algunas personas pueden experimentar efectos secundarios leves, como irritación de la piel, especialmente en aquellos con piel sensible.

En raras ocasiones, se han reportado reacciones alérgicas, como erupciones cutáneas o dificultad para respirar, en personas sensibles a las plantas de la familia Asteraceae.

Se recomienda precaución en mujeres embarazadas o en período de lactancia, así como en niños pequeños, ya que no se dispone de suficiente evidencia sobre su seguridad en estos grupos.

Contraindicaciones:
Las personas con alergias conocidas a las plantas de la familia Asteraceae, como margaritas, crisantemos o ambrosía, deben evitar el uso de la milenrama, ya que pueden presentar reacciones alérgicas.

La milenrama puede tener propiedades emenagogas, lo que significa que puede estimular el flujo menstrual. Por lo tanto, las mujeres embarazadas o que intentan concebir deben evitar su uso, ya que puede interferir con el embarazo.

También se recomienda precaución en personas que toman medicamentos anticoagulantes o que tienen trastornos de la coagulación, ya que la milenrama puede tener un efecto anticoagulante suave.

Interacciones:
Puede interactuar con algunos medicamentos y hierbas. Puede aumentar el riesgo de sangrado cuando se combina con anticoagulantes o antiplaquetarios, como la warfarina o la aspirina.

También se ha informado que la milenrama puede interactuar con medicamentos sedantes o hipnóticos, aumentando los efectos sedantes. Se recomienda precaución al combinarla con estos medicamentos.

Si estás tomando algún medicamento o tienes alguna condición médica, es importante consultar con un profesional de la salud antes de comenzar a usar la milenrama para evitar interacciones no deseadas.

Regaliz (Glycyrrhiza glabra)

Descripción:
El regaliz, científicamente conocido como Glycyrrhiza glabra, es una planta perenne que pertenece a la familia de las leguminosas. Tiene un tallo erecto y ramificado, que puede alcanzar una altura de hasta 1 metro. Sus hojas son pinnadas, con folíolos alargados y de color verde brillante. Las flores del regaliz son pequeñas y de color violeta o azul pálido, agrupadas en racimos. La parte más utilizada de la planta es su raíz, la cual es gruesa, fibrosa y de color marrón oscuro.

Hábitat y cultivo:
El regaliz es nativo de regiones cálidas y templadas de Europa y Asia, pero actualmente se cultiva en diversas partes del mundo. Prefiere suelos bien drenados y fértiles, y puede crecer tanto en zonas soleadas como semi-sombreadas. La planta requiere de un clima con temperaturas moderadas y una buena cantidad de agua para su crecimiento óptimo. El regaliz puede propagarse a través de semillas o mediante división de raíces.

Partes utilizadas:
La parte más utilizada de la planta de regaliz es su raíz, la cual contiene la mayoría de sus componentes beneficiosos. Sin embargo, también se pueden utilizar las hojas y los tallos en menor medida, aunque no son tan comunes. La raíz se recolecta cuando la planta tiene al menos tres años de edad, generalmente en otoño, y se seca para su posterior uso.

Componentes:
La raíz de regaliz contiene una variedad de componentes beneficiosos para la salud. Uno de los principales componentes es la glicirricina, un compuesto que le confiere su sabor dulce característico. También contiene flavonoides, saponinas,

cumarinas, aceites esenciales y fitoesteroles. Estos compuestos tienen propiedades antioxidantes, antiinflamatorias, antimicrobianas y antivirales, entre otras.

Historia y tradición:
El regaliz tiene una larga historia de uso en la medicina tradicional de diversas culturas. Se cree que fue utilizado por primera vez en la antigua Mesopotamia hace más de 4.000 años. Tanto los egipcios como los griegos y los romanos valoraban el regaliz por sus propiedades medicinales y su sabor dulce. En la medicina tradicional china, el regaliz se ha utilizado durante siglos como un tónico para el sistema respiratorio y digestivo. Además, el regaliz también ha sido utilizado en la fabricación de dulces, caramelos y productos de confitería debido a su sabor dulce y característico.

Propiedades terapéuticas:
Tiene una amplia gama de propiedades terapéuticas que lo hacen valioso en la medicina natural. Se utiliza principalmente como antiinflamatorio, expectorante y digestivo. Se ha utilizado para aliviar afecciones respiratorias, como el resfriado, la tos, la bronquitis y el asma, debido a sus propiedades expectorantes y calmantes para los pulmones. También se utiliza para aliviar problemas digestivos, como la acidez estomacal, la indigestión, las úlceras y los espasmos intestinales. Además, el regaliz se ha utilizado tradicionalmente como un tónico para el hígado, los riñones y las glándulas suprarrenales. Sin embargo, es importante tener en cuenta que, debido a su contenido de glicirricina, el consumo excesivo y prolongado de regaliz puede tener efectos adversos, especialmente en personas con ciertas condiciones de salud, como la hipertensión o la insuficiencia renal. Por lo tanto, es recomendable utilizar el regaliz con precaución y bajo la supervisión de un profesional de la salud.

Curiosidades:
El regaliz, también conocido como Glycyrrhiza glabra, es una planta perenne que ha sido utilizada con diversos propósitos a lo largo de la historia. Una curiosidad interesante sobre el regaliz es su nombre científico, Glycyrrhiza, que proviene del griego y significa "raíz dulce". Esto se debe a que la raíz de regaliz tiene un sabor dulce y se ha utilizado tradicionalmente como

edulcorante natural en diversas preparaciones culinarias y productos medicinales. Además, el regaliz también ha sido utilizado en la fabricación de productos de tabaco, como cigarrillos y chicles.

Efectos adversos o secundarios:
Aunque se considera seguro cuando se consume en cantidades moderadas, su consumo excesivo puede tener efectos adversos. Uno de los principales componentes del regaliz es la glicirricina, que puede causar retención de líquidos y elevar la presión arterial en algunas personas. Esto puede ser especialmente preocupante para aquellos que ya sufren de hipertensión o problemas cardíacos. Además, el consumo prolongado y excesivo de regaliz puede causar desequilibrios electrolíticos, como la disminución de los niveles de potasio en el cuerpo. También se han reportado casos de daño renal y hormonal en personas que han consumido grandes cantidades de regaliz durante períodos prolongados.

Contraindicaciones:
El regaliz tiene algunas contraindicaciones importantes a tener en cuenta. No se recomienda su consumo en mujeres embarazadas, ya que la glicirricina puede atravesar la placenta y afectar al feto. Tampoco se recomienda su consumo durante la lactancia, ya que algunos componentes del regaliz pueden pasar a la leche materna. Además, las personas que sufren de hipertensión, enfermedades cardíacas, insuficiencia renal, trastornos hormonales o diabetes deben evitar o limitar el consumo de regaliz debido a los posibles efectos adversos.

Interacciones:
Puede interactuar con ciertos medicamentos y hierbas, lo que puede potenciar o disminuir su efecto. Por ejemplo, el consumo de regaliz puede aumentar los efectos de los medicamentos que se utilizan para tratar la hipertensión, lo que puede llevar a una caída peligrosa de la presión arterial. También puede interactuar con medicamentos anticoagulantes, como la warfarina, y aumentar el riesgo de sangrado. Además, el regaliz puede interferir con algunos medicamentos utilizados para tratar la diabetes, ya que puede afectar los niveles de azúcar en sangre. Por lo tanto, es importante consultar a un profesional de la salud

antes de combinar el regaliz con otros medicamentos o hierbas para evitar posibles interacciones.

Romero (Rosmarinus officinalis)

Descripción:
El romero es una planta perenne de la familia de las Lamiáceas. Tiene hojas pequeñas, lineales y de color verde oscuro, que están cubiertas de una fina capa de pelos. Puede alcanzar una altura de hasta 1 metro y se caracteriza por su aroma distintivo y su sabor agradablemente amargo.

Hábitat y cultivo:
Es originario de la región mediterránea, pero se ha extendido a otras partes del mundo debido a su popularidad como planta ornamental y culinaria. Crece en suelos bien drenados y soleados, tolerando condiciones secas y calurosas. Se puede cultivar a partir de semillas, esquejes o división de matas. Es una planta resistente y de fácil mantenimiento.

Partes utilizadas:
Tanto las hojas como las flores del romero son ampliamente utilizadas. Las hojas se cosechan antes de la floración para obtener la máxima concentración de compuestos beneficiosos. Las flores también se recolectan y se utilizan en menor medida.

Componentes:
Contiene una variedad de componentes químicos beneficiosos, como aceites esenciales (como el cineol, el alcanfor y el apineno), flavonoides, ácidos fenólicos y antioxidantes. Estos compuestos contribuyen a las propiedades terapéuticas de la planta.

Historia y tradición:
El romero tiene una larga historia de uso tanto en la cocina como en la medicina tradicional. Ha sido apreciado desde la antigüedad por sus propiedades aromáticas y se le atribuían cualidades simbólicas y místicas. En muchas culturas, se ha utilizado en rituales y ceremonias con el fin de purificar y

proteger.

Propiedades terapéuticas:
Esta planta tiene diversas propiedades terapéuticas. Se ha utilizado tradicionalmente como un tónico para el sistema nervioso, ayudando a mejorar la memoria y la concentración. También se le atribuyen propiedades digestivas, estimulantes y antioxidantes. Se ha utilizado externamente como un remedio para aliviar dolores musculares y articulares, así como para promover la circulación sanguínea.

Curiosidades:
El romero ha sido considerado tradicionalmente como un símbolo de amor y fidelidad. En algunas culturas, se ha utilizado en ceremonias de boda como un signo de buena suerte y protección.

En la antigua Grecia, se creía que fortalecía la memoria y se asociaba con la diosa del amor y la belleza, Afrodita.

Durante la Edad Media, se creía que tenía poderes protectores contra el mal de ojo, los malos espíritus y las enfermedades.

Efectos adversos o secundarios:
En general, el consumo moderado en la dieta es seguro para la mayoría de las personas. Sin embargo, en dosis excesivas, puede causar irritación gastrointestinal, dolor de cabeza o mareos.

En algunas personas sensibles, el uso tópico de aceite de romero puede causar irritación de la piel. Se recomienda probar una pequeña cantidad en una pequeña área antes de usarlo ampliamente.

El aceite esencial de romero no debe ser ingerido sin supervisión médica, ya que puede ser tóxico en dosis elevadas.

Contraindicaciones:
No se recomienda a embarazadas, ya que puede estimular las contracciones uterinas y potencialmente inducir el parto prematuro.

Las personas que padecen epilepsia o convulsiones deben

evitar su consumo excesivo, ya que ciertos compuestos pueden desencadenar episodios en individuos sensibles.

Aquellos que tienen alergia conocida a las plantas de la familia de las Lamiáceas, como la menta, la salvia o la albahaca, pueden ser más propensos a tener una reacción alérgica al romero.

Interacciones:
Puede interactuar con ciertos fármacos, como anticoagulantes (como la warfarina) o antiplaquetarios, aumentando el riesgo de sangrado. Se recomienda precaución y consulta médica si se está tomando alguno de estos medicamentos.

Debido a sus propiedades estimulantes, el romero puede interferir con medicamentos sedantes o inductores del sueño, disminuyendo su efectividad.

Si estás tomando medicamentos para la presión arterial, el romero puede tener un efecto adicional en la disminución de la presión arterial, lo que debe monitorearse cuidadosamente.

"De mi pasión a tu bienestar"

Gracias por interesarte en este proyecto. Escribir sobre salud natural no es solo mi trabajo: es mi verdadera pasión. Dedico cada día tiempo, investigación y amor para convertir los conocimientos en herramientas prácticas y accesibles que puedan ayudarte a mejorar tu calidad de vida, cuidar tu salud de manera natural y enfrentar tus desafíos con confianza.

Este libro no es simplemente un producto: es un puente entre mi experiencia y tu deseo de transformar tu bienestar. Cada palabra, cada investigación y cada página han sido creadas con el compromiso de proporcionarte contenido útil y transformador, pensado para acompañarte en tu camino hacia una vida más saludable.

Como autora independiente, la venta de estos libros no solo respalda mi labor y misión, sino que también es el principal sustento para mi familia. Tu decisión de adquirir este libro tiene un impacto directo: me permite seguir creando obras accesibles y llenas de valor para personas como tú, que buscan mejorar su vida con soluciones naturales y responsables.

He mantenido el precio reducido para que este contenido esté al alcance de todos. Por ello, tu honestidad al comprar y valorar mi trabajo es fundamental para que este proyecto continúe. Espero que este libro te inspire, te guíe y marque una diferencia positiva en tu vida. Gracias por permitirme ser parte de tu bienestar.

NOTA FINAL

Muchas gracias por escoger este libro para acompañarte en tu camino hacia una salud plena. Si la información, los consejos y/o los remedios que aquí comparto te resultan útiles, ¿me harías un gran favor? Dedicar un minuto a dejar tu reseña o valoración (varias estrellas) es una forma increíble de ayudarme a seguir creando contenido valioso y, a la vez, de orientar a otras personas que, como tú, buscan mejorar su salud y bienestar. ¡Mil gracias por formar parte de esta comunidad de bienestar!

Con gratitud,
                                Isabel

Nota importante sobre la impresión y el envío:
Todos mis libros en papel son enviados a imprimir y distribuidos exclusivamente por Amazon y sus imprentas asociadas. Si tuvieras algún problema con la calidad de la impresión o con la entrega, por favor, contacta directamente con su servicio de Atención al Cliente para solucionarlo.

Como autora, no tengo control sobre estos procesos, así que te agradecería enormemente que tus reseñas se centrasen únicamente en el "contenido, remedios o información" de esta obra. Algunos lectores dejan valoraciones negativas por cuestiones de envío o encuadernación, desconociendo que, desgraciadamente, escapan totalmente a mi gestión y resolución. ¡Gracias de corazón por tu comprensión!

LIBROS DE LA AUTORA

- **ALERGIAS**. Alimentos, Hierbas y Suplementos
- **ANSIEDAD**. Alimentos y Plantas Medicinales
- **ARTRITIS**. Alimentos y Plantas Medicinales
- **ARTROSIS**. Alimentos y Plantas Medicinales
- **COLESTEROL**. Alimentos y Plantas Medicinales
- **DIABETES**. Alimentos, Hierbas y Suplementos
- **ESTREÑIMIENTO**. Alimentos y Plantas Medicinales
- **FIBROMIALGIA**. Alimentos y Plantas Medicinales
- **GASTRITIS**. Alimentos y Plantas Medicinales
- **HEMORROIDES**. Alimentos y Plantas Medicinales
- **HIPERTENSIÓN**. Alimentos y Plantas Medicinales
- **INSOMNIO**. Alimentos y Plantas Medicinales
- **MENOPAUSIA**. Alimentos y Plantas Medicinales
- **REFLUJO**. Alimentos y Plantas Medicinales
- **SIBO**. Alimentos y Plantas Medicinales
- **VARICES**. Alimentos y Plantas Medicinales

"Raíces que Inspiran: De los Obstáculos a Nuevos Horizontes"

Nacida en 1971, en Gáldar, Gran Canaria, Isabel creció en un entorno cargado de tradición y sabiduría ancestral. Rodeada de los conocimientos de su tierra, aprendió desde pequeña a apreciar el poder sanador de las plantas medicinales, los remedios caseros y la importancia de la alimentación como pilares para cuidar la salud del cuerpo y el alma. Este legado, transmitido de generación en generación, no solo marcó su infancia, sino que encendió en ella una pasión profunda por la medicina natural, una pasión que más tarde se convertiría en el motor de su vida.

El camino, sin embargo, no fue fácil. En su juventud, Isabel se enfrentó a una etapa llena de desafíos: tras separarse, asumió sola la responsabilidad de criar a sus hijas. Eran tiempos complicados, donde la maternidad la empujaba al límite de su fortaleza, pero también alimentaba su determinación de seguir adelante. A pesar de los momentos de incertidumbre, nunca flaqueó. Su fuerza residía en una convicción férrea: mantenerse fiel a sus valores y a su conexión con la salud natural, que siempre había sido su refugio e inspiración.

Lejos de detenerla, las adversidades avivaron su pasión por aprender. Robaba horas al día y a la noche para sumergirse en libros, estudiar plantas medicinales y explorar nuevas formas de sanar. Durante años, dedicó cada momento disponible a estudiar naturopatía, nutrición y terapias complementarias. Todo su esfuerzo no solo ha beneficiado a su familia, sino que ha dejado una huella en las muchas personas que han acudido a ella buscando consejo, confianza y una guía clara para transformar sus vidas.

El verdadero punto de inflexión llegó en los años 90, cuando, decidida a profesionalizar su vocación, se formó como terapeuta en naturopatía y salud alternativa. Esta decisión fue el catalizador que abrió nuevas puertas y multiplicó su impacto. Su conocimiento, junto con su pasión genuina, la impulsó a ayudar a un mayor número de personas; cada historia de sanación reforzaba su propósito, mientras reconstruía su vida desde su pasión por ayudar.

Pero su espíritu inquieto aún deseaba más. En 2017, impulsada por el deseo de inspirar y guiar desde la distancia, dio un paso audaz: comenzó a escribir con el propósito de compartir todo lo que había aprendido. Sus libros, nacidos desde la experiencia y redactados con un lenguaje auténtico y cercano, no solo transmiten conocimientos, sino que también empoderan a quienes buscan vivir con más salud y equilibrio. Cada página refleja su calidez, ofreciendo recetas, consejos y alternativas naturales que invitan a sus lectores a una transformación desde lo más esencial.

Hoy, las obras de Isabel han tocado la vida de muchas de personas, especialmente aquellas que enfrentan incertidumbre sobre su salud o buscan reconectar con un estilo de vida más consciente. Su historia es un recordatorio de que, incluso en las pruebas más difíciles, es posible encontrar un propósito mayor. Su resiliencia y constancia han hecho posible no solo transformar su propia vida, sino también iluminar el camino para quienes buscan bienestar en la conexión entre lo natural y lo humano. Su legado y trabajo son una celebración de la vida en armonía con la naturaleza y de la conexión entre lo humano y lo natural–una prueba viviente de que los obstáculos pueden convertirse en cimientos para construir nuevos horizontes, y una invitación a cuidarnos desde el respeto, la consciencia y nuestra relación con la naturaleza.

BIBLIOGRAFIA Y ESTUDIOS CIENTIFICOS

1. "Plantas medicinales: El Dioscórides renovado" - Pío Font Quer
2. "Herbal Medicine: Biomolecular and Clinical Aspects" - Iris F. F. Benzie y Sissi Wachtel-Galor
3. "The Essential Guide to Herbal Safety" - Simon Y. Mills y Kerry Bone
4. "Guía de remedios naturales" - Andrew Chevallier
5. "Phytotherapy: A Quick Reference to Herbal Medicine" - Francesco Capasso, Luigi M. G. Gaginella, Angelo A. Izzo, y Naoki Mascolo
6. "Principles and Practice of Phytotherapy: Modern Herbal Medicine" - Simon Mills y Kerry Bone
7. "Herbal Medicine, Healing & Cancer" - Donald Yance
8. "Tratado de fitoterapia" - Juan Carlos Martín Montañez
9. "El gran libro de los remedios naturales" - Óscar López
10. "The Complete Herbal Tutor: The Definitive Guide to the Principles and Practices of Herbal Medicine" - Anne McIntyre
11. "Plantas medicinales y aromáticas: Cultivo, transformación y aplicaciones" - Javier Vallejo Ron
12. "The Encyclopedia of Medicinal Plants" - Andrew Chevallier
13. "The New Healing Herbs: The Classic Guide to Nature's Best Medicines" - Michael Castleman
14. "Fitoterapia: Vademécum de Prescripción" - Antonio López González
15. "Medicinal Plants: Chemistry and Properties" - David S. Seigler
16. "Remedios caseros con hierbas medicinales" - María Tránsito López
17. "Natural Remedies Encyclopedia" - Vance Ferrell
18. "A Modern Herbal" - Maud Grieve
19. "El poder curativo de las plantas" - Anne Iburg
20. "Herbal Antivirals: Natural Remedies for Emerging & Resistant Viral Infections" - Stephen Harrod Buhner

ESTUDIOS CIENTÍFICOS
1. "Curcumin: A Review of Its' Effects on Human Health" - Susan J. Hewlings y Douglas S. Kalman

2. "Curcumin, an atoxic antioxidant and natural NFκB, cyclooxygenase-2, lipooxygenase, and inducible nitric oxide synthase inhibitor: A shield against acute and chronic diseases" - Bharat B. Aggarwal, Harikumar KB

3. "Curcumin for Inflammatory Bowel Disease: A Review of Human Studies" - K. Lang, D. L. Denson

4. "Glutamine and the Regulation of Intestinal Permeability: From Bench to Bedside" - Josef Neu, Doug M. Mshar

5. "Glutamine Supplementation in Gastrointestinal Diseases" - M. Papaléo, A. M. Faintuch

6. "The role of glutamine in protecting against gastric mucosal damage: An experimental study" - Hiroshi Okabe, Hiromi Hashimoto

7. "Ginger in gastrointestinal disorders: A systematic review of clinical trials" - R. Haniadka, Z. A. Rajeev

8. "Ginger: An Overview of Health Benefits" - Ann Bode, Zigang Dong

9. "Ginger and Its Constituents: Role in Prevention and Treatment of Gastrointestinal Cancer" - R. Sharma, S. K. Gescher

10. "Chamomile: A herbal medicine of the past with bright future" - Srivastava JK, Shankar E, Gupta S

11. "The effect of chamomile extract on the prevention of Helicobacter pylori infection" - A. Mahady, G. Pendland

12. "Chamomile: An ancient pain remedy and a modern gout medication" - M. McKay, J. Blumberg

13. "The Role of Probiotics in the Treatment of Helicobacter pylori Infection" - D. L. Mack, G. D. Reid

14. "Probiotics for Gastrointestinal Conditions: A Summary of the Evidence" - J. B. Ritchie, M. G. Romanuk

15. "Probiotics in the Management of Gastritis: A Review" - S. B. Goldin, H. S. Gorbach

16. "Licorice Extracts in the Treatment of Functional Dyspepsia and Gastritis" - A. H. Kang, S. L. Lee

17. "The Effects of Licorice Extract on Gastric Mucosal Protection in Rats" - M. Armanini, A. Fiore

18. "Glycyrrhizin and Its Metabolites: Potential Sources of Naturally Occurring Antiviral Agents" - H. Pompei, L. R. Floreani

19. "Vitamin B12 and Gastritis: A Review of the Evidence" - J. L. Allen, C. M. L. Stabler

20. "Vitamin B12 as a Treatment for Gastritis: Case Studies and Clinical Trials" - H. N. Herbert, R. W. Snow

21. "The Role of Vitamin B12 in Gastric Mucosal Health" - M. Lindenbaum, J. M. Healton

22. "Zinc and Gastrointestinal Health: Current Evidence for Zinc Supplementation in Gastritis" - S. Prasad, J. Beck

23. "Zinc in the Management of Gastric Ulcers: A Review" - M. J. Hambidge, N. F. Krebs

24. "Zinc: An Essential Micronutrient for Gastrointestinal Health" - L. Gibson, J. Ferguson

25. "Aloe Vera in the Management of Gastritis: A Review of the Evidence" - T. Reynolds, A. C. Dweck

26. "The Therapeutic Potential of Aloe Vera in the Treatment of Gastric Ulcers" - B. B. Singh, M. S. Levine

27. "Aloe Vera and Its Therapeutic Efficacy in Treating Gastric Mucosal Disorders" - J. Grindlay, T. Reynolds

28. "Aniseed and Its Role in Gastrointestinal Health: A Review" - C. L. Bisset, H. Wichtl

29. "The Efficacy of Aniseed in the Treatment of Functional Dyspepsia" - R. M. C. Hill, D. L. Newmark

30. "Anise Oil and Its Beneficial Effects on the Gastrointestinal System" - A. L. Miller, J. P. Smith

31. "Boldo in the Treatment of Gastrointestinal Disorders: A Review" - J. A. Duke, M. J. Bogenschutz-Godwin

32. "Pharmacological Properties of Boldo: Emphasis on Digestive Benefits" - L. R. Cechinel-Filho, H. A. Yunes

33. "The Role of Boldo in the Management of Digestive Health" - P. G. Waterman, S. Mole

34. "Calendula as a Herbal Remedy for Gastritis: A Comprehensive Review" - E. Della Loggia, S. Tubaro

35. "Antioxidant and Anti-inflammatory Properties of Calendula for Gastric Health" - M. Preethi, N. Kuttan

36. "Calendula and Its Efficacy in Treating Gastric Ulcers" - R. García, J. C. Carrasco

37. "Fennel and Its Gastrointestinal Benefits: A Review" - A. Badgujar, V. Jain

38. "The Role of Fennel in Managing Gastrointestinal Disorders" - S. E. McKay, J. M. Blumberg

39. "Fennel as a Herbal Treatment for Gastritis: Evidence and Mechanisms" - A. N. Dhiman, V. R. Sharma

40. "Anti-inflammatory and Gastroprotective Effects of Mallow on Gastric Mucosa" - F. Conforti, S. Sosa

41. "Mallow Extracts in the Management of Gastritis: A Review" - L. Barros, P. Baptista

42. "The Role of Mallow in Gastric Health: Evidences from Clinical Studies" - M. S. M. Júnior, A. M. L. Silva

43. "The Use of Marshmallow Root in the Treatment of Gastritis: A Review" - C. A. Newall, L. A. Anderson

44. "Marshmallow Root and Its Gastroprotective Properties" - R. J. Houghton, A. Zarka

45. "Effects of Marshmallow Root Extract on Gastric Mucosal Protection" - T. P. Brown, J. D. Dattner

46. "Melissa and Its Role in Gastrointestinal Health: An Overview" - M. Kennedy, N. Scholey

47. "The Efficacy of Lemon Balm in the Treatment of Gastric Disorders" - S. C. Awad, J. A. Levick

48. "Melissa Officinalis: Potential Benefits for Gastric Health" - E. A. Perry, M. S. Bollen

49. "Yarrow and Its Gastroprotective Properties: A Review" - K. S. C. Kumar, R. Bhowmik

50. "The Use of Yarrow in the Treatment of Gastric Ulcers" - L. K. Ghazanfari, M. A. Minae

51. "Yarrow Extracts: Potential Applications in Gastritis Management" - J. M. Vázquez, R. A. Morales

52. "Rosemary and Its Gastrointestinal Benefits: A Comprehensive Review" - R. A. Andrade, D. L. Oliveira

53. "The Role of Rosemary in Managing Gastric Disorders" - C. S. Martins, J. A. Salgueiro

54. "Rosemary Extracts and Their Efficacy in Gastric Mucosal Health" - F. L. Miguel, A. D. Cruz

AVISO LEGAL Y CREDITOS	2
Prólogo: Una Guía para el Bienestar	3
INTRODUCCIÓN	4
LA GASTRITIS	6
Síntomas	8
Tipos	11
Causas	15
Posibles complicaciones a largo plazo	18
Disminución de los síntomas y prevención	21
Pruebas médicas diagnósticas	25
Signos de alarma	27
PREGUNTAS Y RESPUESTAS	29
124 Preguntas y respuestas	30
PLAN PRACTICO RECOMENDADO	48
SUPLEMENTOS NUTRICIONALES	51
Precauciones esenciales	52
Suplementos nutricionales y gastritis	52
Curcumina	52
Glutamina	53
Jengibre	54
Manzanilla	56
Probióticos	57
Regaliz	58
Vitamina B12	59
Zinc	60
Combinaciones estratégicas de suplementos	61
Efectos adversos, contraindicaciones e interacciones	62
Curcumina	62
Glutamina	63
Jengibre	63
Manzanilla	63
Probióticos	63
Regaliz	64

Vitamina B12 — 64
Zinc — 64

ALIMENTOS QUE TRANSFORMAN — 66

Comprendiendo el vínculo entre nutrición y salud — 67
Formas de cocinar y salud — 69
Recomendaciones generales de alimentación — 71
Alimentos que curan según la MTC — 73
- Espinaca (Spinacia oleracea) — 73
- Uva (Vitis vinifera) — 73
- Vinagre "de sidra de manzana" — 73
- Yogur — 73
- Caña de azúcar (Saccharum officinarum) — 74
- Codorniz (Coturnix coturnix) — 74
- Mandarina (Citrus reticulata) — 74
- Manzana (Malus pumila) — 74
- Uva (Vitis vinifera) — 75
- Mandarina (Citrus reticulata) — 75
- Arroz (Oryza sativa) — 75
- Ajo (Allium sativum) — 75

Alimentos para la gastritis por H. pylori — 76
¿El limón es amigo o enemigo de la gastritis? — 77
Alimentos y bebidas beneficiosos — 79
Alimentos y bebidas desaconsejados — 81
Apoyo para la gastritis: Recetas fáciles y deliciosas — 83

ZUMOS Y JUGOS — 93

Zumos y jugos: Descubre su poder — 94
Diferencias entre los zumos caseros y los comerciales — 96
Ventajas de los zumos y jugos caseros — 98
Posibles efectos adversos — 100
Cuándo tomar los zumos, batidos y jugos — 101
Consejos de preparación — 101
Recomendaciones generales — 103

Recetas sugeridas ... 104
PLANTAS MEDICINALES ... 108
Información importante ... 110
Pautas para el uso de los remedios herbales ... 111
Medidas ... 111
Plantas medicinales para la gastritis ... 112
   Aloe vera (Aloe barbadensis) ... 112
   Anís verde (Pimpinella anisum) ... 113
   Boldo (Peumus boldus) ... 113
   Hinojo (Foeniculum vulgare) ... 114
   Jengibre (Zingiber officinale) ... 114
   Manzanilla (Chamaemelum nobile) ... 115
   Regaliz (Glycyrrhiza glabra) ... 115
   Romero (Rosmarinus officinalis) ... 116
Recetas de fitoterapia ... 116
Conoce todo sobre las plantas recomendadas ... 117
   Aloe vera (Aloe barbadensis) ... 118
   Anís verde (Pimpinella anisum) ... 120
   Boldo (Peumus boldus) ... 123
   Caléndula (Calendula officinalis) ... 126
   Hinojo (Foeniculum vulgare) ... 129
   Jengibre (Zingiber officinale) ... 132
   Malva (Malva sylvestris) ... 136
   Malvavisco (Althaea officinalis) ... 138
   Manzanilla (Matricaria chamomilla) ... 140
   Melisa o toronjil (Melissa officinalis) ... 143
   Milenrama (Achillea millefolium) ... 146
   Regaliz (Glycyrrhiza glabra) ... 149
   Romero (Rosmarinus officinalis) ... 152
"De mi pasión a tu bienestar" ... 155
NOTA FINAL ... 156
LIBROS DE LA AUTORA ... 157

"Raíces que Inspiran: 158
De los Obstáculos a Nuevos Horizontes" 158
BIBLIOGRAFIA Y ESTUDIOS CIENTIFICOS 160

www.ingramcontent.com/pod-product-compliance
Lightning Source LLC
Chambersburg PA
CBHW050217230526
45470CB00001B/421